病院前血糖測定
PMBG 改訂第2版
Prehospital Monitoring Blood Glucose
実践テキスト

編集

草加市立病院救急科 部長
南 和

草加市立病院内分泌・代謝内科 部長
小澤 直子

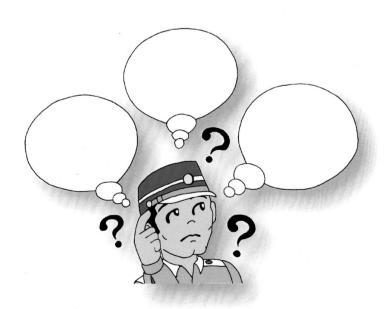

ぱーそん書房

執筆者一覧

■編　集

南　　　和（草加市立病院救急科　部長）

小澤　直子（草加市立病院内分泌・代謝内科　部長）

■執筆者（執筆順）

南　　　和（草加市立病院救急科）

小澤　直子（草加市立病院内分泌・代謝内科）

木村　好伸（草加市立病院　薬剤師）

香田　　博（草加市立病院　薬剤師）

小川　陽子（草加市立病院　薬剤師）

坂本　協子（草加市立病院　看護師）

橋本　佳久（草加市立病院　臨床検査技師）

山﨑　里紗（草加市立病院　臨床検査技師）

■イラスト

吉川　文隆（草加八潮消防局）

増田　利生（草加八潮消防局）

■協　力

草加八潮消防局

● 改訂第2版　推薦のことば ●

　「血糖測定並びに低血糖発作症例へのブドウ糖溶液の投与」と「心肺機能停止前の患者に対する静脈路確保及び輸液」の2つの行為は、平成26年4月より講習・実習を終了するなど諸条件を満たした救急救命士に対して認められるようになりました。

　初版の「推薦のことば」にも書かせて頂きましたが、法律が改正される前の平成21年の時点で、驚くことに草加市立病院と草加市消防本部においては、日本救急振興財団の調査研究で「病院前血糖測定プログラム」を開発しており、さらに上記の処置拡大が国レベルで議論されていた、まさにその時期には「教育用のテキスト」が作成されていました。そのときにご尽力されました南和先生、小澤直子先生をはじめ医療機関・消防関係の皆様には、その先見性、病院前救護に対する熱い想い、さらに、その行動力に改めて敬意を評したく存じます。

　処置拡大の改正がなされた後、上記の「教育用テキスト」を編集し直し、平成26年10月に本書が刊行され、1年半後の平成28年4月には増刷され、この度、改訂第2版が上梓される運びとなりました。このように、本書が一連の処置拡大行為を担う救急救命士の初学者用テキストとして浸透し、多くの皆さんに活用頂き、救急の現場から多くの実績が報告されるようになりましたことを、大変嬉しく思っております。

　この度出版される改訂版におきましても、初版同様、病院前救護に対する想いを失うことなく、さらに内容が充実し、読みやすくわかりやすいテキストとして改編されています。本書を初めて手にされる方には、初めは細かい記載は気にされず、全体像を把握されるように読み始めることをお薦めします。また、既に初版を読んでおられる方にとりましても、本書に書かれている最新の医療情報などに接することは日常の活動においてさらに役に立つと思います。

　本書が教育や救護活動の現場で活用され、さらに、1人でも多くの傷病者の命が救われますことを心から願っております。

　令和2年1月吉日

埼玉医科大学総合医療センター　病院長
前 同高度救命救急センター長
前 埼玉県メディカルコントロール協議会副委員長
堤　晴彦

● 改訂第2版に寄せて ●

　今から5年前に発行した本書は、細々とですが増刷を重ね、この度第2版を刊行することになりました。本書は救急救命士養成講習や処置拡大研修で副読本として採用されることも多く、第2版ではさらに病院前救護活動に即した内容になることを心がけました。

　この5年間、糖尿病治療は大きく変化しました。治療薬の種類は増え、その主流が変わり、血糖測定器などの機器類は日々リニューアルされています。持続血糖測定やSAP療法など新しい血糖管理法も誕生し普及しつつあります。

　本書の執筆者も新たな顔ぶれを加え、糖尿病に関する最新の知識をお届けします。日頃の活動で疑問が沸いたとき、このテキストを読んでみてください。答えがきっとあるはずです。

　令和2年1月吉日

草加市立病院　救急科

南　和

● 初版　推薦のことば ●

　今から6年ほど前の平成20年のことですが、消防職員と「救急隊員による意識障害の観察・判断の標準化（PCECコースガイドブック）」を策定していたとき、「意識障害を呈する病態の中で、最も緊急性が高く、かつ、最も侵襲が少ない検査で判断ができて、さらに、簡単な処置・治療で意識が回復する病態は、低血糖による意識障害ではないか」という意見がありました。結果として、「救急隊員が血糖値を測定できるようになったらよいのに……」という、当時としてはまだ"現実感に乏しい願望"に近い議論が交わされておりました。

　その後、事態は大きく展開し、平成26年4月より講習・実習を修了するなど諸条件を満たした救急救命士に対して、「血糖測定並びに低血糖発作症例へのブドウ糖溶液の投与」、「心肺機能停止前の患者に対する静脈路確保及び輸液」の2つの行為が認められることになりました。

　私が救急救命士の処置拡大の議論に直接かかわるようになったのは、平成24年度厚生労働科学研究「救急救命士の処置範囲に係る研究」の実証研究を行うことの妥当性の検討を、私が委員長をしている日本救急医学会の倫理委員会が委託されたときに遡ります。私が驚いたのは、平成21年の時点で草加市立病院と草加市消防本部では既に、日本救急振興財団の調査研究において「病院前血糖測定プログラム」を開発されていたことです。処置拡大が議論されていたとき、既に教育用のテキストが作成され、使われ、数多くの修正がなされていたのです。その先見性、先駆的な事業につきまして、この場をお借りして、心より敬意を表したく存じます。

　そのときに使われたテキストの内容がさらに充実された本書は、糖尿病に関する基礎的な医学的記載を含めて、初学者にとっても非常にわかりやすく書かれており、随所にみられる注釈なども示唆に富んでおります。さらに、症例なども豊富に取り入れられて（教科書では、このような事例を記載することは性格上できないことです）実践的な内容になっており、数多くの図表も実務を行ううえで理解が促される体裁につくられています。そして、消防職員が自ら描かれたというイラストも目に優しく、本書に彩りを添える役割を果たしています。

　「病院前血糖測定」の日本の"先駆者"である草加市の救急関係者から、本書のような書物が発行されることは、非常に意義深いことであります。

　今後、全国各地域のメディカルコントロール協議会などにおいて、救急救命士の処置拡大の教育（座学ならびに実習）が展開されることと思いますが、是非、本書をその

教育の場で活用して頂くことを切に望んでおります。

そして、本書によって、1人でも多くの患者さんが救われることを祈っております。

平成26年10月吉日

埼玉医科大学総合医療センター高度救命救急センター

埼玉県メディカルコントロール協議会 副委員長

堤 晴彦

● 初版　発行にあたって ●

　今から 5 年前、私たちは草加市消防本部と共同で病院前血糖測定プログラムを開発しました (平成 21 年救急振興財団調査研究助成)。救急救命士さん 300 名を対象に糖尿病や血糖測定に関する講習会を行い、その効果を判定するものでした。事前学習のための教材が必要となりましたが、適当なものが見当たらず、自分たちで救急救命士さん向けのテキストをつくりました。本書はそのテキストをもとに、さらに内容を追加して発行したものです。「こんなの勉強する必要あるの？」と思われるような専門的な内容も入っています。はじめは読み飛ばして、必要に応じて参照する……そんな使い方で糖尿病の知識を増やして頂きたいと思います。

　80 歳の患者さんですら自分たちで血糖を測定している状況の中、救急救命士さんにとって、血糖測定自体は難しい手技ではありません。しかし「他人に針を刺す」という行為は、糖尿病の定義から薬物治療まで、専門的な知識を有してこそ理解され浸透してゆくのではないでしょうか。

　5 年前のプログラム開発で救急救命士さんに配布したテキストは、どれも付箋とアンダーラインでボロボロでした。「ここまで読み込んで勉強してくれた」と心から感謝したものです。このテキストも皆さんに愛され、信頼され、病院前救護活動の支えになることを心から願います。

　平成 26 年 10 月吉日

草加市立病院　救急科

南　和

目　次

1 意識障害

1. 総 論

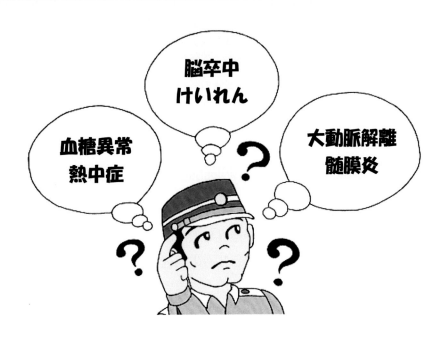

1 意識の定義

　意識障害は、その原因疾患や重症度が多様なことから、救急救命士にとって大変興味深く難しい領域の１つと思われる。

　意識とは、「明瞭度」と「内容」の２つの概念に分けて考えることができる。「意識の明瞭度」とは「覚醒機能、刺激に対する反応」を意味し、意識中枢（上行性網様体賦活系）が関与する。主に間脳・中脳・橋がつかさどっている。一方、「意識の内容」には「認知機能」が関与し、大量の情報が大脳に送られた後に、１つの形に統合および形成されることを意味する。

　意識障害とは、これらの機能に異常が起きた場合に出現するもので、脳内の上行性網様体賦活系あるいは大脳皮質のいずれかの障害による。前者が障害されると「目が覚めない、呼びかけに反応がない」との訴えになり、後者の場合は「様子がおかしい」となる。脳内の緻密な仕組みにわずかな異常が生じただけで、重篤な意識障害を呈し、時には生命の危機に及ぶこともある。

2 意識障害の病態と代表的疾患

　意識が保たれるためには、脳細胞が正常に機能していなくてはならない。そのために必要

なものは酸素、エネルギー源（グルコース）、それらを運ぶ脳血流の３つで、いずれかが障害されると意識障害をきたす。意識障害をきたす病態と代表的な疾患を**表1**に示す。

表1. 意識障害をきたす病態と代表的疾患

頭蓋内に病変：一次性

1. 脳出血、脳梗塞、くも膜下出血
2. 髄膜炎、脳炎
3. 脳腫瘍、頭部外傷、てんかん

頭蓋外に原因：二次性

1. 脳血流低下
   ショック：心原性（急性心筋梗塞、心不全）
   循環血液量低下（脱水、出血、感染）
   椎骨脳底動脈閉塞、解離性大動脈瘤
2. 低酸素：呼吸不全、CO中毒
3. 低血糖
4. 代謝産物の蓄積（肝・腎不全）、電解質異常
5. 高・低体温
6. 薬物・アルコール　など

3 意識障害に対する病院前救護活動の目的

病院前救護活動の目的は、意識障害の傷病者に対して、迅速かつ適切な判断・処置および搬送を行い、防ぎ得る死亡と後遺症を最小限に食い止めることにある。意識障害の原因疾患や重症度はさまざまで、日頃から知識の整理や評価法を身につけ、過不足のない活動プロトコールを作成し、共通認識化することが重要である。意識障害病院前救護（PCEC）では以下の言葉を復唱して、見落としがないか確認するよう推奨している。

まずい！意識に障害、試して酸素（15項目）

- ま　：麻薬・覚醒剤➡薬物中毒
- ずい：髄膜炎・脳炎
- い　：インスリン➡低血糖、糖尿病昏睡
- し　：失神➡アダムス・ストークス症候群
- き　：胸部大動脈病変➡大動脈疾患
- に　：尿毒症➡腎不全
- しょ：消化器疾患➡肝疾患・消化器出血
- う　：うつ病➡精神疾患
- が　：外因性➡頭部外傷、頸髄損傷、窒息
- い　：飲酒➡アルコール
- た　：体温➡熱中症・低体温
- め　：めまい
- し　：心筋梗塞
- て　：てんかん➡痙攣・てんかん
- 酸素：低酸素

2. 意識障害と糖尿病

　糖尿病が関連する意識障害として、低血糖と糖尿病昏睡（糖尿病ケトアシドーシスと高浸透圧高血糖症候群）がある。ところで、2016年厚生労働省の国民健康・栄養調査で、糖尿病が強く疑われる人は約1,000万人、糖尿病の可能性を否定できない人（糖尿病予備軍）も1,000万人と報告された。そのうち治療を受けている人は76.6%であった。日本人のほぼ5人に1人が糖尿病という現状の中、血糖異常が関与する救急搬送症例も少なくないと予想される。

　2014年4月、救急救命士による血糖測定および低血糖発作症例へのブドウ糖投溶液の投与が認められ、意識障害に対する病院前救護活動は大きく進歩した。低血糖の早期発見・血糖補正が可能になるとともに、意識障害の傷病者に対し病院前救護の段階で血糖異常の有無を確認できるようになった。低血糖による意識障害は遷延すれば死亡、あるいは不可逆的な脳障害など重篤な状態をもたらす一方、早期に発見・血糖補正を行えば劇的に改善する。糖尿病昏睡では、その誘因として重篤な疾患が隠れている場合もあるが、病院前救護の段階で高血糖がわかれば、迅速かつ適切な医療機関への搬送に効果を発揮すると思われる。救急救命士による血糖測定は、意識障害の傷病者に対する強力な救護活動の1つとなった。

（南　　和）

2 糖尿病総論

1. 糖尿病とは

1 糖尿病の定義

　血糖値とは血液中のブドウ糖の濃度であり、それが高い状態を高血糖と呼ぶ。

　糖尿病は、「インスリン作用不足による慢性の高血糖状態を主徴とする代謝疾患群」と定義されている。

　インスリンとは、膵臓のランゲルハンス島の中のβ細胞から分泌されるホルモンで、血糖値を下げる働きがある。「**インスリン作用不足**」とは、なんらかの理由でこのインスリンの血糖値を下げる働きが不十分になることをいう。

　インスリン作用不足になるには、大きく分けて次の２つの理由がある。

　①インスリン分泌低下

　インスリンの分泌量が少なくなること。その程度は、ほとんど正常に近いものから、ほぼ皆無まで、患者によってさまざまである。

　②インスリン抵抗性増大

　インスリンに反応する力（インスリン感受性）が弱くなり、インスリンがうまく働けない体内環境になること。血中インスリン濃度は低くなくても、インスリンの作用（働き）としては弱くなる。糖尿病患者の中には、血中インスリン濃度はむしろ正常範囲よりも高いが、血糖値は高いケースもある。インスリン受容体数の減少やインスリン拮抗ホルモン[注1]がかかわっており、肥満、運動不足、ストレスなどが原因になる。

　インスリンの作用が不足すると血糖値が高くなる。血糖値が高いことを高血糖という。

　高血糖は急性・慢性の合併症を引き起こし、患者の生命を危険にさらし生活の質（QOL）の低下につながる。

注1）インスリン拮抗ホルモン
　インスリンが筋肉や肝臓での糖取り込みを亢進し、糖新生（肝臓でブドウ糖をつくる経路のこと）を抑制して、エネルギーを貯蔵し血糖値を下げる方向に働くのに対して、糖新生を促進し、エネルギーを放出して血糖値を上げる方向に働くホルモンのことを「インスリン拮抗ホルモン」と総称する。カテコラミン（アドレナリン、ノルアドレナリンなど）、成長ホルモン、グルカゴン、グルココルチコイド（糖質コル

チコイド)などがそれに当たる。感染などのストレス下、低血糖、飢餓などで分泌が亢進する。

　非糖尿病患者では、インスリンとインスリン拮抗ホルモンの働きがお互いにバランスを取る形で血糖値が保たれているが、糖尿病患者ではインスリン作用が不足しているため、インスリン拮抗ホルモンが増加すると高血糖になりやすい。

　発熱などの際に血糖値が上がる(「5 糖尿病の緊急症 2.シックデイ」26頁参照)のはこの拮抗ホルモンの影響が大きいし、いわゆる副腎皮質ステロイド薬(グルココルチコイド)の使用で血糖値が上がるのも、グルココルチコイドの作用による。低血糖時にカテコラミン分泌による交感神経症状が出現する(「5 糖尿病の緊急症 1.低血糖」22頁参照)のも、理にかなったことと言えよう。

2 糖尿病診断基準

　日本糖尿病学会が定める糖尿病の診断基準は下記のようになる。

　糖尿病「型」という言葉がわかりにくいかも知れないが、糖尿病はあくまでも**慢性**の高血糖状態を呼ぶため、1回血糖値が高いだけでは診断できず、繰り返し高血糖が確認されること、あるいはHbA1c[注2]症状などから慢性的な高血糖であることが推定できることが診断に必要となる。

　「糖尿病型」の判定イコール「糖尿病」の診断ではないこと、1回検査して「正常型」あるいは「境界型」*であっても、それだけでは糖尿病ではないとは言い切れない。

糖尿病型の判定

①早朝空腹時血糖 126 mg/dL 以上

②随時血糖値 200 mg/dL 以上

③75 g経口ブドウ糖負荷試験[注3] 2時間値 200 mg/dL 以上

④HbA1c 6.5%以上

①～④いずれかを満たせば「糖尿病型」と判定される。

　このうち、血糖値そのものを測定している①～③のいずれかと④が確認された場合はその時点で糖尿病と診断してよい。①～③のいずれかが糖尿病型で、なおかつ③口渇、多飲、多尿、体重減少などの糖尿病の典型的な症状、あるいは⑥確実な糖尿病網膜症、が認められる場合も糖尿病と診断できる。

　また、①～④のいずれか1つを満たし、別の日の再検査で改めて①～③のいずれかが糖尿病型であれば糖尿病と診断できる。④HbA1cだけが2回糖尿病型でも、血糖値自体が高いことが確認できなければ糖尿病の診断はできず「糖尿病の疑い」となる。

注2) HbA1c(ヘモグロビン・エー・ワン・シー)
　次項参照。正常範囲は4.6～6.2%であり、上記診断基準④の6.5%は正常上限よりさらに高い値である。

＊早朝空腹時血糖 110 mg/dL 未満、あるいは75 g経口ブドウ糖負荷試験2時間値 140 mg/dL 未満のときを「正常型」、「糖尿病型」にも「正常型」にも属さない場合を「境界型」という。

注3）75g経口ブドウ糖負荷試験（75g OGTT）
　主に、一般的な血糖値の検査では見逃してしまうような、血糖値がそれほど高くない糖尿病の診断に使われる検査である。インスリン分泌パターンの評価などに使われることもある。
　早朝空腹時にまず採血した後、ブドウ糖75gを水に溶かしたもの（それに相当する検査用の製品を使用することが多い）を内服し、30分後、60分後、120分後にも採血して血糖値などを測定する。
　有用な検査ではあるが、糖尿病の診断に際して常に必要なものではない。むしろ、明らかに非常に血糖値が高い患者には危険なので行わない方がよい。因みに、診断基準には関係ない30分、60分の血糖値も測るのは、「糖尿病型ではないが、今後糖尿病に移行するリスクが高い」例を見つけるのに役立つためである。

3 血糖値に関する検査

a．血糖値：正常範囲（空腹時）70mg/dL 以上、110mg/dL 未満

　正常範囲は空腹時のもので、食後は糖尿病患者でなくてもそれより高値になることがある。また、空腹時血糖値が正常で、食後だけが高値になる糖尿病患者もいる。

b．HbA1c（ヘモグロビン・エー・ワン・シー）、グリコヘモグロビン：正常範囲4.6〜6.2%

　赤血球中のヘモグロビン（酸素を運ぶタンパクで、赤い色をしている）が糖化したもの。

　採血時から過去2ヵ月間程度の血糖値の平均の指標となる値である。例えば、8月半ばに採血してHbA1cを測定すると、6月半ばくらいから採血時（8月半ば）までの、日々刻々と変わる血糖値の平均がどのくらいかを推し量ることができる。

＊HbA1c国際標準化　〜JDS値とNGSP値〜
　HbA1cが重要な検査であるだけに、よりよい測定方法を各国で開発して行った結果、日本で使用されている測定方法での結果と米国などで使用されている測定方法での結果には、差ができてしまっていた。これを解消するため、日本式の測定方法での検査結果［HbA1c（JDS）］を、換算式を利用して国際標準の測定方法での数値［HbA1c（NGSP）］に換算することが認められ、2012年4月1日からは日本糖尿病学会の主導で臨床現場でもHbA1c（NGSP）を使用している。
　具体的な換算式は、
　　　HbA1c（NGSP）［%］＝HbA1c（JDS）［%］×1.02＋0.25［%］
で、現在使用されているHbA1c（NGSP）の方が旧来より0.3〜0.5数値が高くなる計算になる。
　導入当初は両者を併記していたが、現在ではNGSP値の単独表記が推奨され、単に「HbA1c」と表記した場合、NGSP値を指すものとしている。本書でも特に記載がなければすべてNGSP値である。
　なお、システム変更などの事情から特定健診・特定保健指導に関しては1年遅れて2013年4月からNGSP値導入となった。
　HbA1cを医療関係者は「エーワンシー」と略すことが多いが、患者や家族は「ヘモグロビン」と覚えてしまうことも少なくない。本来ヘモグロビンとはHb（血液色素濃度、ハーベーと略す人もいる）のことなのだが、インスリンや薬の名前（大抵カタカナで結構長い）も覚えなくてはいけない患者のことを考えると、主治医としても訂正しづらいところだ。グリコヘモグロビンともいうので、こちらを覚えている患者もいる。検査データのプリントアウトや糖尿病手帳をもらっている患者も多いので、救急搬送の際、もしすぐに見つかれば持参して頂くと診断治療の一助になる。

　ヘモグロビンに異常があったり、貧血や肝硬変があったりすると、適切に血糖値を反映しない場合がある。

　薬物治療中の糖尿病患者では、必ずしもHbA1cが正常値になることを目指して治療を強化するわけではない。血糖値が下がり過ぎる、つまり低血糖の危険もあるからである。治療の目標値については「4 糖尿病の治療 1. 血糖コントロールの目標値」(19頁)を参照。

　HbA1cのほかにも、血糖値の指標としてはグリコアルブミン(GA)、1,5-AG、フルクトサミンなどがある。最も頻用されているのはHbA1cだが、特にここ数週間の変化を知りたかったり、HbA1cが異常になる理由があったり(貧血など)する場合には、これらを測定することもある。

2. | 糖尿病の成因分類

　糖尿病は、その成因によって**表2**のように分類される。

表2. 糖尿病と糖代謝異常の成因分類

Ⅰ. 1型　膵β細胞の破壊、通常は絶対的インスリン欠乏に至る 　　　　A. 自己免疫性 　　　　B. 特発性
Ⅱ. 2型　インスリン分泌低下を主体とするものと、インスリン抵抗性が主体で、それにインスリンの相対的不足を伴うものなどがある
Ⅲ. その他の特定の機序、疾患によるもの 　　　　A. 遺伝因子として遺伝子異常が同定されたもの 　　　　　　　①膵β細胞機能にかかわる遺伝子異常 　　　　　　　②インスリン作用の伝達機構にかかわる遺伝子異常 　　　　B. 他の疾患、条件に伴うもの 　　　　　　　①膵外分泌疾患 　　　　　　　②内分泌疾患 　　　　　　　③肝疾患 　　　　　　　④薬剤や化学物質によるもの 　　　　　　　⑤感染症 　　　　　　　⑥免疫機序による稀な病態 　　　　　　　⑦その他の遺伝的症候群で糖尿病を伴うことの多いもの
Ⅳ. 妊娠糖尿病

(日本糖尿病学会糖尿病診断基準検討委員会：糖尿病の分類と診断基準に関する委員会報告(国際標準化対応版). 糖尿病55：490, 2012による)

1 1型糖尿病

a. 病　態

　1型糖尿病は、**膵β細胞の破壊**を主な病態とする疾患である。かつては「インスリン依存型糖尿病(IDDM)」と呼ばれていた。

　人間は、食事をしていないときでも、ある程度のインスリンが体内になければ生きていくことができない。膵β細胞が破壊されると、インスリンを分泌することができなくなる。

　このため、1型糖尿病のほとんどすべての例で、経過中に「**インスリン依存状態**」(インスリンを投与しないと生命が保てない状態)に陥る。

インスリン依存状態の患者は、たとえ絶食状態でも、インスリン注射をやめれば糖尿病ケトアシドーシス、ひいては死の危険があることに注意が必要である。ただし、同じ1型糖尿病といっても膵β細胞の破壊が非常に急激なもの（劇症1型糖尿病[注4]）もあれば、数ヵ月〜1年程度で進行するもの（急性発症、最も一般的）、数年をかけてゆっくり進行するもの（緩徐進行1型糖尿病）もあり、ゆっくり進行するものでは、発症間もない時期はインスリン依存状態とは限らない。

b．発症のメカニズム

膵β細胞が破壊される原因には、①自己免疫性、②特発性、がある。

自己免疫性の症例では、抗GAD抗体などの自己抗体が陽性になることが多く、またほかの自己免疫性疾患（膠原病など）を合併することもある。特発性のものは、自己免疫とは関係がないと考えられ、原因は不明である。ウイルス感染が契機になるともいわれるが、詳細は不明である。

c．年　齢

小児から思春期に多く、ピークは8〜14歳である。しかし、中高年になって発症する例もある。

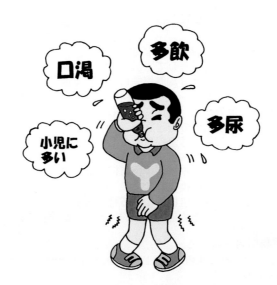

注4）劇症1型糖尿病
　1型糖尿病の中に、劇症1型糖尿病といわれるタイプのものがあり、新規発症1型糖尿病の約10〜20％を占めるといわれている。
　一般的に風邪のような症状に続いて、口渇、多飲、多尿などの糖尿病らしい症状が出現してからわずか1週間以内にケトーシス、ケトアシドーシスに陥る。膵β細胞が急激にほぼすべて破壊されてしまう疾患で、治療が遅れれば死に至ることもある。
　糖尿病ケトアシドーシスの初期症状は嘔気などであり（「3 糖尿病の合併症 1.急性合併症」14頁参照）急性胃腸炎などと間違えられかねないが、病歴や大呼吸の存在などがヒントになる。
　一般的な1型糖尿病のイメージとは異なり、比較的中高年にも多く、また自己免疫性ではないため抗GAD抗体などは陰性のことが多い。血糖上昇が急激なため、HbA1cはあまり高くなく、正常値に近いのも特徴である。

d. 家族歴

小児に多い病気というイメージからは予想外かも知れないが、家系内発症は決して多くない。

e. 肥　満

肥満、肥満歴は関係ない。体型に関係なく発症する可能性があるが、いったん糖尿病を発症すると体重が減るので、やせ型との印象をもつかも知れない。

f. 日本の特徴

日本では、欧米に比べると１型糖尿病患者が少ない。

g. 治　療

１型糖尿病は、インスリン欠乏によって高血糖をきたす疾患で、生活習慣によって発症するわけではない。

そのため、**あくまで中心になるのは適切なインスリン投与**であり、食事療法、運動療法は補助的なものである。

なお、**インスリン依存状態にある１型糖尿病患者では、たとえ絶食状態であってもインスリン注射を中断してはならない**（減量することはある）。ケトアシドーシスをきたし生命にも危険が及ぶからである。

インスリンは、小児では１日２回注射などのこともあるが、成人では原則として１日４回以上の頻回皮下注射、あるいは持続皮下インスリン注入療法（CSII、インスリンポンプ）[注5]などを用いて、その日の食事、運動、体調などによってインスリン量を調節する強化インスリン療法[注6]が望ましい。

注5）持続皮下インスリン注入療法（CSII、インスリンポンプ）
　インスリンの入ったポンプを常に身につけ、皮下に留置した針から持続的に少量ずつインスリンを注入し、食事のときはさらに追加で（早送りして）注入する治療法である。
　一般的な注射器（ペンタイプのものなど）を用いた方法に比べ、よりきめ細やかな調節が可能だが、ポンプの故障、ライン閉塞、ポンプ内のインスリン補充の遅れなどにより、インスリン注射が突然途切れ、ケトアシドーシスをきたすリスクがあるので、患者自身がきちんと管理する必要がある。ポンプを販売している各社では、24時間体制で電話によるサポートを行っている。また、いざというときは、一般的な注射器を用いたインスリン注射に切り替えられるよう、予備のインスリンを処方しておく。

注6）強化インスリン療法
　頻回インスリン注射、持続皮下インスリン注入療法（CSII、インスリンポンプ）などを用いて、その日の食事、運動、体調などによってインスリン量を調節すること。調節の仕方は、あらかじめ主治医と本人の間で相談し、日々のインスリン量の決定は、患者自身が行う。
　このような自己調節は、インスリン療法を行っている患者の中でも、インスリン分泌がある程度自分のからだで行われている患者（特に２型糖尿病患者）では必要ないことも多いが、１型糖尿病患者の多くは、いずれは自分ではほとんどインスリンを分泌できない「インスリン依存状態」になる。そうすると、生体が常に行っている微調整を人工的に再現する必要に迫られ、真面目に取り組んでいる患者でも、血糖コントロールは決して簡単ではないことが多い。日々きめ細やかにインスリン量を調節しなければ、著しい高血糖や低血糖を起こしてしまうことも少なくないので、強化療法が必要となる。

理想的には、インスリン投与さえ完璧に調節できれば、健康な人と変わらず、食事療法も運動療法も必要ない。ただ、適切なインスリン量を知るには、何をどのくらい食べたとき、インスリンを何単位打てばいいのか推し量ることができる知識が必要である。また、1型糖尿病患者といえども、不健康な生活を送ったり肥満したりすれば、脂質異常症、高血圧症など、ほかの生活習慣病をきたす可能性もあるので、健康的な食事を心がける必要はある。インスリンを完璧に調節するといっても簡単ではないので、血糖コントロールのために食事量や運動量にも注意している患者も多い。

　もちろん、小児では、血糖値のコントロールも大切だが、心身の健康な発達に十分配慮する必要がある。

【症例：1型糖尿病】

　13歳、男子。半年前の学校検尿では異常は指摘されていなかった。朝から悪心を訴え、午後になって激しく嘔吐しているため来院。家族によると、言われてみればここ1ヵ月でずいぶんやせたようだし、よく水も飲んでいたとのこと。顔面紅潮、深い呼吸を繰り返しており、血糖値620 mg/dL、HbA1c 10.4％、尿ケトン陽性、動脈血ガスでは代謝性アシドーシス。1型糖尿病、糖尿病ケトアシドーシスの診断で入院。補液、インスリン持続注射を開始した。後日抗GAD抗体陽性と判明。糖尿病ケトアシドーシス軽快後、インスリン自己注射を開始し退院となった。

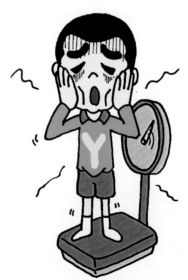

【症例：劇症1型糖尿病】

　64歳、女性。毎年健康診断を受けており、3ヵ月前の健康診断でも異常はなかった。2週間ほど前に発熱、感冒様症状があった。後から考えれば、5日前くらいからやけにのどが渇くと言っていた。朝から悪心があり、近医で点滴をしてもらっているうちに意識がもうろうとしてきたので救急車で来院。検査すると血糖値は950 mg/dL、HbA1c 6.0％、尿ケトン体（3＋）。動脈血ガス分析では代謝性アシドーシスを認め、劇症1型糖尿病、糖尿病ケトアシドーシスの診断で入院となった。後日抗GAD抗体は陰性と判明。

2 2型糖尿病

a. 病　態

　インスリン分泌低下とインスリン抵抗性増大により高血糖となる疾患である。かつては「インスリン非依存型糖尿病（NIDDM）」と呼ばれていた。一般の人が糖尿病と聞いたときにまず想像するのはこの2型糖尿病であり、糖尿病患者の圧倒的多数はこの2型糖尿病に分類される。

　2型糖尿病でも、経過中にインスリン分泌低下が非常に進行する症例もあるが、一般的には、1型糖尿病と比較すると、低下はしていてもある程度のインスリン分泌は残存していることが多い。

　感染、清涼飲料水多飲などが引き金となってインスリン依存状態になることもあるが、一般的にはインスリン非依存状態（インスリンを打たなくてもすぐには生命の危険がない状態。合併症を起こさないためにはインスリンを必要とする場合もある）のことが多い。

b. 発症のメカニズム

　インスリン分泌低下やインスリン抵抗性増大をきたしやすい遺伝因子（1種類ではなく、多数の因子が関係していると考えられている）に、過食、運動不足などの環境因子が加わって起こる。この環境因子の部分は生活習慣と深いかかわりがあるため、生活習慣病の1つに数えられる。

c. 年　齢

　40歳以上の中高年に多いが、食生活などの変化とともに小児の発症例も増えており、問題となっている。

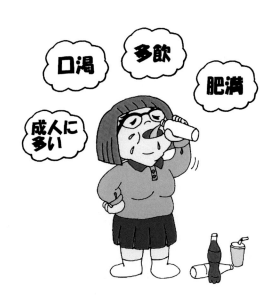

d．家族歴

血縁者に糖尿病患者を認めることが比較的多い。

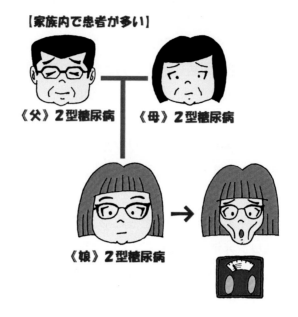

e．肥満

肥満、または肥満歴（過去の肥満）の関与がある。

f．日本の特徴

日本では、欧米ほどの極端な肥満例は少ないにもかかわらず、糖尿病患者の数はあまり差がない。これは、日本人は遺伝的にインスリン分泌能が低い人が多いからだといわれている。

g．治療

急激なインスリン欠乏から体重減少やケトーシスを経験しがちな1型糖尿病と比べ、発病初期にはほとんど症状がないことから、発病後どのくらいで医療機関を受診し治療を始めるかは、患者によってさまざまである。また、患者の背景もさまざまで、インスリン分泌がかなり低下している患者もいれば、インスリン抵抗性が強く、インスリン分泌低下はそれほどない患者もいる。

そのため、患者の状態によって治療方法も変わってくるが、原則としては**食事療法、運動療法、薬物療法の組み合わせ**となる。

＊糖尿病になるとやせる？

　糖尿病患者の大部分を占める2型糖尿病に肥満が深くかかわっているため、「糖尿病＝肥満」のイメージが強いかも知れないが、糖尿病自体はやせる病気である。つまり、肥満は糖尿病の誘因であって結果ではない。

　インスリン作用が不足すると、糖分を栄養分として使うことができなくなるので、脂肪や筋肉を分解して使うことになり、体重減少が起こる。肥満を背景に2型糖尿病を発症した患者でも、未治療の状態が長く続けばやせ始める。

　薬物療法を行うとまた体重が増えてくることも多く、改めて肥満に注意が必要である。

【症例：2型糖尿病】

52歳、男性。母親と叔父が糖尿病である。若いときはやせていたが、結婚後段々太ってきて、現在168 cm、75 kg。仕事が忙しく、昼は外食、夜は11時頃食べてすぐ寝てしまう。甘いものはそれほど食べないが、缶コーヒーはよく飲んでいる。疲れているし運動する暇はない。数年前から健康診断で少し血糖値が高いといわれていたが、なんともないので様子をみていた。今年の空腹時血糖は150 mg/dL。妻に一度調べた方がいいんじゃないのと言われ来院。HbA1c 8.2％。食事療法、運動療法、内服薬で外来治療することになった。

3 その他の特定の機序、疾患によるもの

a．遺伝因子として遺伝子異常が同定されたもの

患者数はそれほど多くないが、若年発症成人型糖尿病（maturity-onset diabetes of the young；MODY）、ミトコンドリア病など、遺伝子の異常が同定されている糖尿病もある。

b．他の疾患、条件に伴うもの

例えば、急性膵炎の後、膵臓が破壊されてしまったために糖尿病をきたすことがある。また、バセドウ病などの甲状腺機能亢進症、先端巨大症（成長ホルモン過剰）、クッシング症候群（グルココルチコイド過剰）など、インスリン拮抗ホルモンが増加するような内分泌疾患も糖尿病の原因となる。

高血糖をきたす薬物として、最も注意すべきはグルココルチコイド（糖質コルチコイド、いわゆるステロイド）であろう。多岐にわたる領域で用いられる薬剤で、中には点滴投与、あるいは局所投与の後ケトアシドーシスに至った例も報告されている。ほかに、抗精神病薬であるオランザピン（ジプレキサ®）でも、ケトアシドーシスの報告例があり、精神疾患をもつ患者の中には主訴が捉えにくいケースもあるため、注意が必要である。

4 妊娠糖尿病

妊娠中に初めて発見または発症した糖尿病に至っていない糖代謝異常のことをいう。

まずは母児共に健康に出産ができることを目指すため、一般の糖尿病の診断基準より基準が厳しい。妊婦には経口血糖降下薬は禁忌であり、コントロールに薬物が必要な場合はインスリンを用いる。

3. 糖尿病の合併症

血糖値がかなり高くても、本人の自覚症状は口渇、多尿、倦怠感程度で、あまりはっきりしないことも多く、苦痛を感じるとすれば、何年か経って神経障害、腎症、網膜症などの慢性合併症が進行してきてから、ということが多い。しかし、高度のインスリン作用不足の状態では、急性合併症をきたすことがある。

1 急性合併症

①糖尿病ケトアシドーシスと、②高浸透圧高血糖症候群、の2種類がある。いずれも意識障害を伴うことがあるため、2つ合わせて**糖尿病昏睡**と呼ぶ。

血糖値は一般に高値になるが、必ずしも血糖値が一定の値よりも高値になると必ず発症するというものではなく、インスリン欠乏や脱水の程度に影響される。そのため、血糖値300 mg/dLで昏睡になるケースもあれば、血糖値700 mg/dLでもほとんど自覚症状がない人もいる（ただ、後者のように非常に血糖値が高い場合、本人の自覚がないから放置してよいとは言えないだろう）。

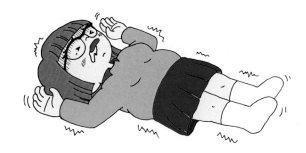

a．糖尿病ケトアシドーシス

極度のインスリン欠乏により、高血糖（≧250 mg/dL）、高ケトン血症をきたし、高ケトン血症によって代謝性アシドーシスをきたす状態を糖尿病ケトアシドーシスという。なお、高ケトン血症であるが、アシドーシスを伴わない場合はケトーシスと呼ぶ。

インスリンが欠乏している状態では、脂肪の分解が亢進し血中の遊離脂肪酸が増加する。遊離脂肪酸から肝臓で大量のケトン体が生成されるとケトーシス、その結果アシドーシスを伴えばケトアシドーシスとなる。

ⅰ）糖尿病の病態

インスリン依存状態である。1型糖尿病のように、インスリン分泌がほぼ枯渇している状態の患者では特に起こしやすいが、インスリン分泌がある程度保たれている2型糖尿病患者

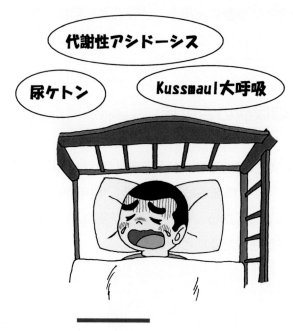

が、清涼飲料水（ジュースなど）の多飲や感染症などにより一時的にインスリン依存状態となっている場合にも起こりうる。

ⅱ）誘因

インスリン注射の中止は、糖尿病ケトアシドーシスの原因となりうる。また、感染、外傷などのストレス（いわゆるシックデイなど）、清涼飲料水多飲などによるインスリン抵抗性の増大も誘因となる。

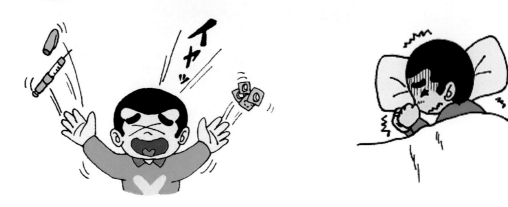

ⅲ）発症年齢

若年者に多い。1型糖尿病患者が多いことも原因であるが、清涼飲料水によるケトアシドーシス（清涼飲料水ケトーシス[注7]）も、理由は不明だが（特に肥満のあるアジア系の）若年男性に多いことが知られている。

ⅳ）症状、身体所見

口渇、多飲、多尿、体重減少といった高血糖に伴う症状のほか、嘔吐、腹痛などの消化器症状をしばしば認める。昏睡と称するが、意識障害の程度はさまざまで意識清明な場合もある。

注7）清涼飲料水ケトーシス（ペットボトル症候群、ソフトドリンク症候群）
　日常診療でしばしば認めるケトーシス、ケトアシドーシスが原因である。清涼飲料水にはショ糖などの糖分が大量に含まれているため、カロリーから想像されるよりも急激に血糖値が上がりやすい。また、高血糖により口渇をきたすため、
・ジュースを飲んで血糖値が上がる
　→口渇が出現する
　→さらにジュースを飲む
　→さらに血糖値が上がる
という悪循環に陥りやすい。
　患者は著明な糖毒性[注8]から一時的なインスリン依存状態に陥り、ケトーシス、ケトアシドーシスになる。
　肥満のある若い男性に起こりやすく、インスリンを分泌する力は残っていることが多い。糖尿病を指摘されていない患者や、健康診断などで指摘はされていても治療を受けておらず、ケトーシスで初めて受診する患者も少なくない。一時的にインスリン治療を行い血糖コントロールが良好になれば、インスリンを中止できることもある。

注8）糖毒性
　ブドウ糖毒性ともいう。高血糖が持続すると、インスリン分泌低下、インスリン抵抗性増大がさらに増悪し、さらなる高血糖の原因になることをいう。
　インスリン注射などで積極的に血糖値をコントロールすると、この悪循環が断ち切られ、徐々にインスリン注射の必要量も少なくなっていく。もともと体内のインスリン分泌が保たれている患者では、インスリン注射を中止できることも少なくない。

アセトン臭という独特の甘い口臭や、代謝性アシドーシスを代償するためのKussmaul大呼吸を認める。血圧低下、循環虚脱を認めることもある。

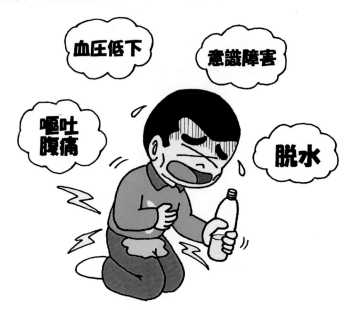

ⅴ）来院後は？

検査では、尿ケトンや血清ケトン体高値、動脈血ガスで代謝性アシドーシスの所見、脱水、腎機能障害などを認める。診断がついたら、十分な輸液とインスリン投与を行う。インスリンは原則持続静脈注射である。

【症例：糖尿病ケトアシドーシス】

24歳、女性。1型糖尿病の診断で、1日4回インスリン注射を行っている。友だちの家に泊まりがけで遊びに行き、インスリンを持参し忘れたことに気づいたが、友だちに心配をかけたくないので黙っていた。翌日昼頃から体調が悪くなり、ぐったりしているため救急車で来院。血糖値720 mg/dL、尿ケトン体陽性、動脈血ガスで代謝性アシドーシス。糖尿病ケトアシドーシスの診断で入院となった。

b．高浸透圧高血糖症候群

かつては「非ケトン性高浸透圧昏睡」と呼ばれていた。ケトアシドーシスと比較しての呼称であったが、現在はより病態に即した呼称に変更された。

ケトアシドーシスではインスリン欠乏が主体であったのに対し、本症では著しい高血糖（≧600 mg/dL）と高度な脱水が主体である。高齢者に多いこともあり、死亡率15%と予後は決してよくない。

ⅰ）糖尿病の病態

インスリン非依存状態である。従来の血糖コントロールは比較的良好であったり、発症前は糖尿病であることを知らなかったりするケースもある。

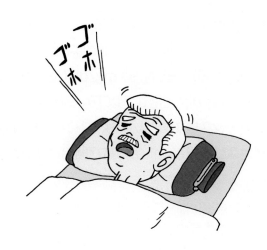

ⅱ）誘因

感染症、脱水（経口摂取の低下、嘔吐など）、手術、薬剤（ステロイド、利尿薬など）、高カロリー輸液、心筋梗塞、脳卒中などが誘因になる。

ⅲ）発症年齢

高齢者が多い。

ⅳ）症状、身体所見

特異的な症状には乏しいことが多い。脱水に伴う口腔内乾燥や、皮膚の乾燥を認める。神経学的所見は幻覚、痙攣など多彩である。

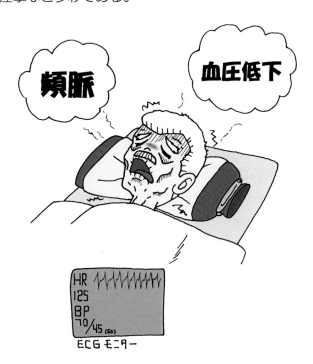

ⅴ）来院後は？

高度の脱水を認め、ケトン体はそれほど高くない。電解質異常、腎不全が高度なことが多い。また、背景に心筋梗塞や脳出血が隠れていることがある。

治療は輸液とインスリン持続静脈注射である。高齢者が多く心不全などに注意が必要である。

【症例：高浸透圧高血糖症候群】

82歳、女性。普段のADLは高く独居している。近医で降圧薬を処方されており、血糖値も少し高め（HbA1c 6.5％程度）といわれているが治療はしていない。数日前より咳と発熱

があり、ほとんど食事が摂れていなかった。ぐったりして意識ももうろうとしてきたので救急搬送。胸部X線上肺炎を認める。採血ではHbA1c 8.2%、血糖値850 mg/dL、Na 164 mEq/L（正常135～149）、BUN 95 mg/dL（正常9～21）、Cr 5.6 mg/dL（正常0.46～0.82）、CRP 18.2 mg/dL（正常0.3以下）、WBC 14,200/μL（正常4,000～8,000）。動脈血ガスではアシドーシスは認めない。尿ケトン（±）。肺炎と高浸透圧高血糖症候群の診断で入院。補液、インスリン投与、抗生物質が開始となった。

> **＊乳酸アシドーシス**
> 　糖尿病昏睡には、厳密にはもう1種類、乳酸アシドーシスと呼ばれる病態があるが、主に、かつて使用されていた旧世代のビグアナイド薬の副作用として起こったもので、現在では頻度は低い。症状は糖尿病ケトアシドーシスと似ているが、致死率が高い。治療には血行動態改善が重要で、血液透析が必要になることもある。

② 慢性合併症

　長期間続く高血糖によって起こる全身の障害で、血糖値のほか血清脂質、血圧などもその進行に関与している。

　今回は詳しくは扱わないが、糖尿病患者が意識障害をきたした場合、必ずしも糖尿病昏睡や低血糖によるものではなく、慢性合併症である脳梗塞や心筋梗塞が関与している可能性も多々あることには留意されたい。

a．糖尿病網膜症

　当初は症状がないため、早期発見のためには定期的な眼底検査が必須である。知らないうちに網膜症が進行していると、出血で突然見えなくなることがある。

b．糖尿病腎症

　当初は症状がなく、進行すると浮腫などの原因となり、人工透析が必要になることもある。腎機能障害が進行すると、薬物の血中濃度が上昇しがちで、思わぬ副作用をきたすことがある。経口血糖降下薬やインスリンも体内に貯留しやすくなり、低血糖もきたしやすい。

c．糖尿病神経障害

　しびれ、感覚障害などのほか、自律神経障害による起立性低血圧、神経因性膀胱なども起こしうる。単神経障害として、顔面神経麻痺、動眼神経麻痺などをきたすこともある。

　これらa～cを一般に三大合併症と呼んでいる。

d．動脈硬化性疾患（心筋梗塞、脳梗塞など）

　糖尿病患者では、心筋梗塞は健常者の約2～4倍、脳梗塞も2倍程度起こりやすい[1)2)]。

　神経障害があると、心筋梗塞や狭心症が起きても胸痛を感じない場合がある（silent MI）ため見逃しやすく、注意が必要である。脳梗塞は、小さな脳梗塞を繰り返し、血管性認知症をきたすことも多い。

e．歯周病

糖尿病患者では歯周病が重症化しやすく、それがさらに血糖コントロールを悪くする悪循環に陥りやすい。また、歯周病はほかのさまざまな疾患の誘因になるとも指摘されている。

f．糖尿病足病変

神経障害、血管障害、易感染性などが絡み合って糖尿病患者は足にトラブルを起こしやすい。小さな傷から、下肢切断を要するような足壊疽にまで増悪してしまうこともある。神経障害があると広範囲にわたって感染があっても痛みを感じないこともあり、また網膜症による視力低下から見た目の変化にも本人は気づきにくい場合があり、注意が必要である。

また、糖尿病患者は易感染性であり、一般的な細菌感染も重症化しやすく、結核などもハイリスクであることも知っておこう。

4. ┃ 糖尿病の治療

糖尿病の治療の目標は、急性・慢性合併症の発症・進行を防ぎ、健康な人と変わらない生活の質（QOL）、寿命を確保することである。そのためには、血糖値をはじめ血圧、血清脂質などを良好にコントロールすることが必要である。

1型糖尿病をはじめとするインスリン依存状態の患者では、インスリン投与が治療の中心となる。

2型糖尿病の患者の多くはインスリン非依存状態であり、食事療法、運動療法、薬物療法を組み合わせて行う（「2 糖尿病の成因分類」7頁参照）。

1 血糖コントロールの目標値

合併症を予防するためには血糖値はできるだけ正常に近づけた方がよい。

一方、薬物治療、特に低血糖になるリスクが比較的高い薬物を用いている場合、むやみに正常値を目指せば低血糖を起こすというデメリットの方が大きくなってしまう。そのため、例えば若くて現在なんの合併症もなく、食事療法・運動療法と低血糖のリスクが低い薬剤だけで血糖値の正常化が目指せる人（＝低血糖をもし起こしても比較的危険が少なく、また数十年後までを見越して長く合併症を防いでいかなくてはならない）と、高齢で糖尿病合併症や他の疾患をもっており、血糖値を下げるにはインスリン治療がどうしても必要な人（＝低血糖が致命的になる危険もあり、十年後の合併症のリスクを減らすことより今、安全に過ごすことが大切）では、おのずと目標値も変わってくる。

一人ひとりの患者で目標は変わってくるのだが、ある程度のコンセンサスは必要であり、学会による指針の提示が求められていた。2013年に熊本で行われた第56回日本糖尿病学会年次学術集会において、「熊本宣言2013」が採択され、合併症予防のためにはHbA1c 7%未満を目指すことが推奨されたうえ、「糖尿病治療ガイド」内において**表3**のように柔軟性を残した目標値が設定された。

表3. 血糖コントロール目標

目標	コントロール目標値[注4]		
	血糖正常化を 目指す際の目標 [注1]	合併症予防 のための目標 [注2]	治療強化が 困難な際の目標 [注3]
HbA1c(%)	6.0未満	7.0未満	8.0未満

治療目標は年齢、罹病期間、臓器障害、低血糖の危険性、サポート体制などを考慮して個別に設定する。

注1）：適切な食事療法や運動療法だけで達成可能な場合、または薬物療法中でも低血糖などの副作用なく達成可能な場合の目標とする。

注2）：合併症予防の観点からHbA1cの目標値を7%未満とする。対応する血糖値としては、空腹時血糖値130 mg/dL未満、食後2時間血糖値180 mg/dL未満をおおよその目安とする。

注3）：低血糖などの副作用、その他の理由で治療の強化が難しい場合の目標とする。

注4）：いずれも成人に対しての目標値であり、また妊娠例は除くものとする。

（日本糖尿病学会（編）：糖尿病治療ガイド 2018-2019. p29, 文光堂, 東京, 2018 による）

＊HbA1cの覚え方

　HbA1c（ヘモグロビン・エー・ワン・シー）は、血糖値の指標として最も頻用されるもので、患者にも自分のHbA1cと目標値を覚えるように指導するが、なかなか理解されづらいのも事実である。

　患者にHbA1cがいくつくらいだったらよいのかを感覚的に覚えてもらうために、HbA1cを体温に例えることがある。つまり、自分のHbA1cに30を足してみて、それが体温だったときに心配するような値かを考えてもらう。HbA1c 6.0%だったら30を足して36.0、36.0℃だったら平熱だからあまり心配ない、HbA1c 8.5%だったら、熱にたとえると38.5℃、かなり高い熱で心配だ、というわけである。

　もちろん体温とHbA1cにはなんの関係もないし、状況によってHbA1c 8%未満程度を目標にしている患者では7.8%だから許容範囲だといわれても37.8℃と思えば納得できないであろう。あくまで大雑把な例えであるが、データをとっさに感覚的に理解するには役立つ。

---

2 食事療法

　2型糖尿病では特に食事療法が重要であるが、ここでは簡単に述べるにとどめる。

　食事のカロリーは、標準体重[注9]×25〜30 kcal程度で、年齢、運動強度、肥満の有無、腎症の有無などを考慮して決定する。

　カロリーだけに気をつけていても、炭水化物、蛋白質、脂質などのバランスが崩れていると、血糖コントロールが難しくなるうえ、脂質異常症や腎症に悪影響を及ぼす可能性もあるため、バランスよく食事を摂るよう指導する。

　また、食事の時間が不規則であったり、欠食したりすると、低血糖の原因にもなるので、原則としては規則的な食事が好ましい。

　食事中の栄養素の適正な配分については、低糖質を推奨する意見など異論もあるが、糖尿

注9）標準体重
標準体重(kg)＝[身長(m)]²×22
例えば、170 cmの人の標準体重は1.7×1.7×22＝63.58 kgである。

病学会では炭水化物からのエネルギー摂取は50〜60%を推奨している。必ずしも甘味を完全に中止しなくてもよいが、食べ過ぎは高血糖の原因となる。また、前述の清涼飲料水ケトーシスを避けるためにも、ジュースなどはできるだけ避けた方が安全である。飲酒も必ずしも禁止ではないが、薬物との相互作用もあり主治医とあらかじめ相談が必要である。許可が出た場合も、1日160 kcal程度までにとどめ、毎日は飲まないようにする。過度の飲酒は低血糖の誘因にもなるため要注意である。

3 運動療法

運動は、筋でのブドウ糖取り込みを促進し、また長期に続ければインスリン抵抗性を改善する効果もあるため、血糖コントロールに効果的である。ただし、非常に高血糖であるときに運動すると糖尿病昏睡の誘因になりうるほか、腎症、網膜症が進行しているときには、却って合併症を増悪させることもあり、運動は控えた方がよい場合もある。また動脈硬化が進行している患者では、心筋梗塞などにも注意が必要である。

運動は、食後1〜2時間の時点で行うのが最も効果的であり、また低血糖の危険も少ない。患者には運動は必ず食後に行い、特に早朝空腹時の運動は絶対に避けるように指導する。

5. ┃ 糖尿病の緊急症

合併症としての心筋梗塞や脳卒中、または糖尿病を背景とする重症感染症を除き、糖代謝自体にかかわる緊急症としては大きく分けて、

・糖尿病昏睡(糖尿病ケトアシドーシス、高浸透圧高血糖症候群)

・低血糖

の2種類がある。

また、これらの誘因となる状況として

・シックデイ

がある。

糖尿病昏睡については「3 糖尿病の合併症 1.急性合併症」(14頁)を参照。

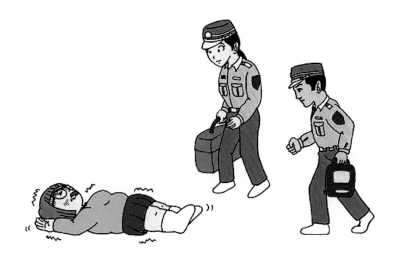

1 低血糖

　糖尿病の薬物治療中には、比較的高頻度に起こる緊急症である。

　自分で対処できるごく軽度のものは、経験したことがある患者も多い。しかし、意識障害に至るような重症の低血糖では、遷延すれば死に至ることもあり、また脳に不可逆な障害が残る場合もある。早期に発見・診断し、ブドウ糖投与を行えば、劇的な改善が認められる。

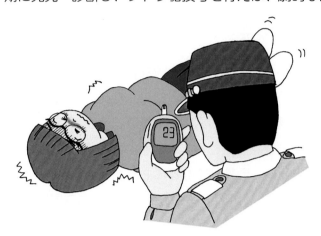

a．低血糖の症状

　血糖値がいくつになったら症状が出るかは個人差もあるが、一般的には血糖値が55 mg/dL未満程度に低下するとまず**交感神経症状**が出現する。

　血糖値が下がってくると、血糖値を正常まで押し上げようとしてインスリン拮抗ホルモンが分泌され、中でもアドレナリンとノルアドレナリンの分泌増加により多彩な症状を示す。それが交感神経症状である。

交感神経症状：動悸、発汗、手のふるえ、顔面蒼白、不安など

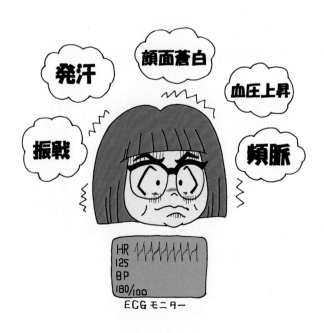

さらに血糖値が低下すると（50 mg/dL 未満）、**中枢神経症状**が出現する。脳のエネルギー源は主にブドウ糖なので、低血糖状態では正常な脳の活動が障害される。

> **中枢神経症状**：目のかすみ、生あくび、集中力低下、頭痛、不機嫌、など。さらに血糖値が低下すると（30 mg/dL 未満）、一過性片麻痺、意識レベルの低下、昏睡といった症状が出現し、放置すれば死に至ることもある。

患者にもあらかじめ低血糖時の症状と対処法を説明しておく。

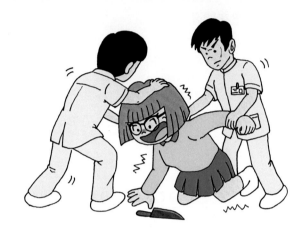

＊無自覚低血糖

　罹病期間の長い患者の中には、低血糖による交感神経症状が認められず、突然意識障害などの中枢神経症状が出現する症例があり、無自覚低血糖と呼ばれている。低血糖を繰り返すことで、低血糖によるアドレナリン分泌開始の閾値が低下することが原因と考えられている。

　無自覚低血糖を防ぐには、低血糖をたびたび起こさないようにするしかない。低血糖を起こさない状態を3週間続けると、アドレナリン分泌開始閾値が再び上昇したとの報告もある[3]ので、一度無自覚低血糖になっても、交感神経症状を回復することは必ずしも不可能ではないと考えられるが、すべての患者で回復が望めるわけではない。自己血糖測定などでどのようなときに低血糖を起こしやすいか患者自身に理解してもらうこと、高齢者などでは状況に応じて一般的な基準よりやや高めの血糖コントロールとすることも必要である。

b．低血糖の誘因

　糖尿病治療に伴う低血糖としては、インスリンによるもののほか、作用機序からインスリン分泌を促進する薬剤、つまりスルホニル尿素（SU）薬、速効型インスリン分泌促進薬（グリニド）が比較的低血糖のリスクが高いと考えられ、特にグリベンクラミドや（第一世代のSU薬で使用頻度が低いので本書では取りあげないが）クロルプロパミドでは低血糖を起こしやすいことが知られている。この中では作用時間が短い速効型インスリン分泌促進薬の方が重篤な低血糖は起こしにくいと思われるが、エビデンスは乏しい。

　ビグアナイド薬、αグルコシダーゼ阻害薬、インスリン抵抗性改善薬、DPP-4阻害薬、GLP-1受容体作動薬の単独使用での低血糖は稀と考えられている。SGLT2阻害薬は、新しい薬で使用経験が短いが、やはり単独では低血糖を起こしにくいと考えられる。これらの薬剤もインスリンやSU薬との併用では低血糖を起こしうる。例えば、もともと飲んでいたSU薬を

増量しなくてもこれらの薬を追加した際に相加的、相乗的な効果で低血糖が惹起されることはありうるため注意が必要であり、特にDPP-4阻害薬やGLP-1受容体作動薬を追加する際はSU薬の減量を検討するよう添付文書にも記載されている。

　低血糖の誘因となる患者の生活・行動として、
・食事の時間が遅れた
・食事の量が少なかった
・いつもより多く運動した（昼間からだを動かして夜間低血糖になることも）
・食事前の空腹時に運動をした
・薬、インスリンの量を間違えた
・アルコール摂取
・入浴後
などがある。

　また、身体状況、治療状況による誘因としては、
・シックデイ
・腎障害
　（特に、急激に進行してきていて、薬物の減量が間に合わないとき）
・インスリン分泌刺激薬（SU薬、速効型インスリン分泌薬）の作用を増強する薬物[注10]の併用
・肝硬変
・糖尿病胃腸症
・胃切除後
などがある。

　低血糖時の対処の指導と並んで、低血糖を避けるために、規則的に食事を摂るよう心がけ欠食しないこと、特に運動量が多いときは補食すること（例えばゴルフに行く日は多めに朝食を摂るなど）を患者に指導しておくことが大切である。

注10) インスリン、インスリン分泌刺激薬の作用を増強する薬
　ワルファリン、アスピリン、非ステロイド抗炎症薬（NSAIDs）、β遮断薬、クロラムフェニコール、MAO阻害薬などの影響が報告されている。これらの薬物は糖尿病患者でもしばしば投与せざるを得ないものであり、併用例は多いが、新規に併用開始になった場合などは特に注意が必要である。

＊糖尿病以外の低血糖の原因
　低血糖は、治療中の糖尿病患者にのみ起こるものではなく、意識障害の患者では常に鑑別すべき病態の1つである。
　糖尿病治療以外の低血糖の原因として、アルコール多飲（糖新生が抑制される）、肝不全、悪性腫瘍、胃切除後のダンピング症候群、インスリノーマ、副腎皮質機能低下症（副腎不全）、下垂体機能低下症などがある。

c．低血糖時の対応

ⅰ）意識があるとき

　患者には、低血糖らしき症状があれば、常に携帯しているブドウ糖（グルコース）を10ｇ程度内服し、安静にして15分程度待ち、改善がなければさらにブドウ糖を10ｇ内服するよう指導している。周囲が手伝う場合も基本的に同様である。その間、血糖測定をして血糖値を確認できればなお安全である。

　ブドウ糖がなければ砂糖（ショ糖）でもよいが、ショ糖はブドウ糖と果糖に分解されてから吸収されるため、ブドウ糖を内服するよりも血糖値が上がって症状が改善するまでに時間がかかる。

　特に、αグルコシダーゼ阻害薬（そもそも糖質の吸収を遅らせる薬である）を飲んでいる患者では、ショ糖では効果がないので、必ずブドウ糖を飲ませる。もし手元にブドウ糖がなければ、ブドウ糖を含むジュース（低カロリー製品でないジュースの多くに入っている。成分を見ると「ぶどう糖果糖液糖」などと書いてある）を飲むのもよい。

ⅱ）意識レベルが低下している場合

　経静脈的にブドウ糖を投与するのが最善である。

　ブドウ糖を歯肉に塗りつけるとある程度の効果があるが、窒息の可能性もあるので大量に口腔内に糖を入れたり無理に嚥下させようとしたりしてはならない。

　インスリン拮抗ホルモンの1つであるグルカゴンを筋肉注射すると血糖上昇が望めるため、特に1型糖尿病の症例などで低血糖時の自己注射（意識障害時は家族が行う）用に処方を受けていることもある。但し、グルカゴンの効果は一時的であるため、注射で意識が回復しても、かかりつけの医療機関などに相談すべきである。

　現状では、低血糖による意識障害の患者が搬送されると、医療機関で血糖値を確認し、ブドウ糖液の静脈注射や点滴を行う。血糖値が上昇し、意識状態が改善しても、原因によってはまたすぐに低血糖を起こすことも考えられるため、必ず原因を確認し、安易に帰宅させないことが重要である。原因特定のためには普段の内服薬、インスリンなどの内容が確認できることが大切である。搬送の際には是非普段の内服薬あるいは説明書、お薬手帳などを持参してほしい。インスリン注射を行っている患者の方が低血糖のリスクに対する意識が高いことも多いが、SU薬、特にグリベンクラミドなどの多量内服による低血糖は遷延しやすくむしろ危険である。

＊ブドウ糖液注射

　50％ブドウ糖液の静脈注射による有害事象は少ないが、高浸透圧であるため血管痛、液漏れによる炎症などが起こりうる。できるだけ太い静脈で確実な投与経路を確保することが望ましい。なお、近年血管炎への懸念から20％ブドウ糖液の使用を推奨する意見もあり、今後もより安全で効果的な投与法について議論がなされると思われる。

　意識障害のある低血糖患者が、ブドウ糖注射で血糖値が上がった途端に急に起き上がろうとすることも時にある。転落などには十分注意しよう。

*グルカゴン注射

　グルカゴン注射は、意識障害や昏睡などの重篤な低血糖でブドウ糖の経口摂取が困難な場合に用いられる。グルカゴンは膵α細胞から分泌されるホルモンであり、肝臓で作用しグリコーゲンをブドウ糖へ分解し、速やかに血糖を上昇させる作用をもつ。通常、筋肉内に注射し、10分以内に効果が発現し低血糖症状を改善する。ただし、その作用は一時的なため、低血糖症状が回復した後20〜30ｇの糖分もしくは食事を摂取する必要がある。なお、アルコール摂取後の低血糖にはグルカゴンを注射しても効果が期待できない場合があるため注意が必要である。これはアルコールの分解のために肝臓内のグリコーゲンが消費されているためである。

2 シックデイ

　「シック」は英語のsick、つまり「病気（の）」、「デイ」は英語のday、つまり「日」という意味なので、文字どおりの意味は「病気の日」ということである。糖尿病患者が発熱、下痢、嘔吐などのため食事ができない状況のことをいう。

　このような、からだがストレスにさらされている状況では、アドレナリン、ノルアドレナリン、コルチゾールなどのインスリン拮抗ホルモンの分泌が亢進することなどが原因となって、普段よりも高血糖になりやすい。

　しかし一方で、嘔吐や食思不振により摂取エネルギーが減ることで、低血糖になる可能性もある。

　高血糖による緊急症（糖尿病昏睡）の誘因でもあり、低血糖の誘因でもありうるところが、シックデイの厄介なところである。

　特に、1型糖尿病など、自分のからだでインスリンを分泌する力が低下している患者ほど、シックデイをきっかけにトラブルが起きやすい。

　一般に、インスリン注射を行っている患者には、シックデイのときこそ頻繁に血糖値を測ること、シックデイでまったく食事を摂っていなくても、インスリン注射を自己判断で中止しないこと（特に、インスリン基礎分泌を補う持効型のインスリンは絶対中止しない）などを指導している。食事量や食前の血糖値に応じて超速効型インスリンを調整するよう指示されている場合もある。

　内服薬のみの患者では、普段の血糖コントロールや内服内容にもよるが、食事量が少なければ内服も半分にするように指導する。

　安静、保温に努め、水分を十分摂ること、可能ならなんとか食事を摂るよう心がけること（特に糖質を摂取すること）も大切である。

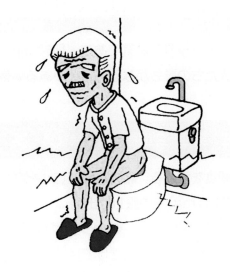

　いずれにしても、血糖値が非常に高い場合や、尿ケトン体陽性の場合、食事ができない状態が長引いている場合は、早めの受診・相談を勧めている。

糖尿病は非常にありふれた病気であり、「典型的な」患者の想定は却って難しい。あなたやあなたの周囲の人たちの誰もがなる可能性がある病気である。

Ａさん　58歳、男性　２型糖尿病　会社員　妻、子どもと同居

- **起床。家族と朝食を食べる。朝の内服薬（シタグリプチン50mg、グリメピリド0.5mg、メトホルミン500mg）を内服して出勤**
  - メトホルミン（ビグアナイド薬）やシタグリプチン（DPP-4阻害薬）だけなら低血糖の可能性は少ない。しかし、それだけでは十分血糖値を下げることができないためにグリメピリド（SU薬）を併用しているので、少量ではあるが低血糖に注意が必要である。
  - ここで寝坊して朝食を食べないのに薬だけ飲んだりすると低血糖の可能性あり。

- **バスで最寄駅までいく**
  - 歩いた方が血糖値は下がる。いつもは歩かないのにたまに歩くとそのとき低血糖になってしまうリスクはある。移動時はブドウ糖を忘れずに。

- **最寄駅から電車に乗って会社近くの駅へ**
- **会社に到着**
- **午前中はデスクワーク**
  - デスクワークのときと動く仕事のときで血糖値の動きに差が出てしまう場合もある。DPP-4阻害薬は血糖値が高いときに作用が強まるので、ある程度そのような運動量や食事量のムラをカバーできるが、限界もある。
- **昼食は同僚と会社近くの定食屋で焼き魚定食。ご飯は半ライス**
  - ここで食べる内容によっては血糖値が上がってしまう。いつもたくさん食べることでHbA1cが上がってしまい、それをカバーしようとして薬を増やすと低血糖になりやすくなるかも知れない。
  - 忙しくて昼食がなかなか食べられないと低血糖の可能性がある。
  - シフト制の仕事で日によって勤務時間・休憩時間がまちまちであったり、接客業などで仕事時間が規則的でなかったりすると、血糖コントロールはより難しい。大抵は仕事を辞めるわけにもいかないので、その中でどう工夫して低血糖・高血糖を避けてよい血糖コントロールを目指すかが治療の要点となる。

- **午後は外回り**
  - 歩けば血糖値は下がってくる。車だと血糖値はあまり下がらない。

- **会社に戻り残業**
  - おなかがすくので間食してしまうと血糖値が上がる。

- 電車で帰宅。バスがないので妻に迎えに来てもらう
  - ここでおなかがすいているのに迎えに来てもらえなくて家まで歩くと低血糖になるかも知れない。朝飲んだグリメピリドはまだ効いている。

- 帰宅後夕食。夕食後の薬を内服（メトホルミン500 mg）
- 夕食が済むともう遅い時間なので入浴してすぐ寝てしまう
  - 夕食後すぐ寝てしまうと朝の血糖値が上がりやすい。それを薬剤で解消しようと内服薬増量になると低血糖になりやすくなるかも知れない。

Bさん　74歳、女性　2型糖尿病　認知症あり　夫と同居

- 朝7時起床　自分で血糖値を測る。夫と一緒に朝食
- 朝食時の薬を内服する（リナグリプチン5 mg）
  - 内服忘れが多いと、血糖値が不安定になる原因になる。
  - 自分では血糖測定ができない人もいる。また、血糖測定は毎日測定する指示とは限らない。

- 午前中バスでデイサービスへ
- 昼食　デイサービスで。看護師に血糖値を測ってもらう
  - デイサービスで職員の目が届くことは安心ではある。デイサービスのある日はある程度バランスよい食事を規則正しく食べるので血糖値が下がる人もいれば、普段あまり食事をしっかり摂らない人では、却ってデイサービスがある日の方が血糖値が上がる場合もある。
  - 自分でインスリン注射ができず、1日1回介護者が持効型インスリンを打っている人の場合、家族の負担を軽くするために昼1回注射にする場合もある。

- 午後デイサービスでおやつ
  - おやつが充実している施設だと血糖値は上がってしまいがち。

- 夕方帰宅
- 夕食は市の宅配サービスを受けている
- 18時頃、夫と宅配弁当で夕食
  - 年齢とともに食事の用意が面倒になってしまい、菓子パンやコンビニのお弁当で済ませていると高血糖や低血糖の原因になることがある。

- 20時頃、近所に住んでいる娘が仕事帰りに毎日様子を見に来る。娘と一緒に本人が血糖測定し、娘がインスリン（インスリングラルギン）を10単位皮下注射してくれる
  - 自分では安全にインスリン注射ができない高齢者も少なくない。老老介護で介護者の

体調が悪くなってしまったり、1人でできるようになったと思った家族が本人に注射を任せたが結局できていなかったりして高血糖・低血糖につながることもある。

Cさん　27歳、女性　1型糖尿病　夫と子どもと3人暮らし

- 朝6時半、起床
- 朝7時半、夫出勤
- 朝8時に娘起床、娘と一緒に朝食
- 朝食前の血糖値、朝食の内容を考えてインスリンリスプロを4単位注射
  - 起床から朝食までが長いので、たくさん動くと低血糖になる可能性あり。
  - 1型糖尿病の患者では、血糖コントロールはきめ細やかに行う必要があり、インスリンの量をある程度自分で調節していることも多い（医師の指示に背いているという意味ではない）。食事量を見誤ったり、食後思った以上に動いたりすれば低血糖の可能性あり。

- 朝8時半、娘幼稚園へ
- 午前中家事
  - ここで掃除など頑張って動き過ぎると低血糖の可能性あり。
  - それを見越して少しお菓子などを補食することも。
  - 逆に思ったほど動かず血糖値が高くなり過ぎた場合、食間に超速効型を追加で打つ場合もあるが、低血糖に要注意。

- 昼食　ママ友とランチ
- 昼食前の血糖値、昼食の内容を考えてインスリンリスプロを6単位注射
  - 血糖値は測定せずに調節する場合もある。
  - レストランの席でそのまま腕などに注射することもあれば、トイレなどで打つことも。

- 14時、娘のお迎え
- 帰り道一緒に買い物へ
  - 歩き過ぎれば低血糖の可能性も。見越して捕食することも。

- 15時、娘と一緒におやつ。インスリンリスプロ2単位注射
  - 食べる量にもよるが、1型患者の原則は食べる度に注射。

- 夕食の支度
- 夕食　夫も帰宅し家族で夕食
- 夕食前の血糖値、夕食の内容を考えてインスリンリスプロを7単位注射
- いつもこの時間にインスリングラルギン12単位注射

- **夕食後入浴**
  - 入浴をきっかけに低血糖になることも。

- **就寝**
  - 1型でも2型でも夜間寝ている間に低血糖になることもある。生理的には血糖値が最も低いのは朝食前ではなく早朝（生活リズムにもよるが3〜4時頃）であり、その後ホルモン分泌などにより朝までに血糖値は上がってくる。
  - 夜間低血糖になると、目が覚めて対処できることも多いが、目が覚めたときには症状が強過ぎて動けない場合もある。また、そのときは目が覚めず、起床までには血糖値がまた上がってくるが、寝汗や頭痛で異常に気づく場合もある。

※薬物療法については次章参照。

（小澤直子）

■ 文献

1) Haffner SM, et al：Mortality from Coronary Heart Disease in Subjects with Type 2 Diabetes and in Nondiabetic Subjects with and without Prior Myocardial Infarction. N Engl J Med 339：229-234, 1998.
2) Iso H, et al：Type 2 diabetes and risk of non-embolic ischaemic stroke in Japanese men and women. Diabetologia 47：2137-2144, 2004.
3) Cranston I, et al：Restoration of hypoglycaemia awareness in patients with long-duration insulin-dependent diabetes. Lancet 344：283-287, 1994.

■ 参考文献

1) 日本糖尿病学会（編）：糖尿病治療ガイド 2018-2019. 血糖コントロール目標，文光堂，東京，2018.
2) 日本糖尿病学会（編）：糖尿病診療ガイドライン 2016. 南江堂，東京，2016.
3) 日本糖尿病学会（編）：糖尿病専門医研修ガイドブック. 改訂第7版，診断と治療社，東京，2017.
4) 門脇 孝，荒木栄一，綿田裕孝（編）：糖尿病最新の治療 2019-2021. 南江堂，東京，2019.

●はじめに

　薬物療法は、経口薬療法と注射薬療法の2つに大別される。これらの薬剤は患者の病態、合併症、それぞれの薬剤の作用特性などを考慮して選択される。薬物療法の目的は、薬剤の効力により健常人同様の血糖変動パターンを再現することである。

　1型糖尿病の治療では、インスリン療法（注射薬療法）が主体となる。2型糖尿病の治療では、原則として、食事療法、運動療法、生活習慣の改善を行い、それでも血糖コントロールが不十分な場合に薬物療法として経口血糖降下薬を用い、それでも目標の血糖コントロールが達成できない場合にはインスリン療法が行われる。なお、2種類以上の経口血糖降下薬や、経口血糖降下薬とインスリン製剤を併用することも多い。いずれの薬剤を使用する場合でも、副作用である低血糖に注意しなければならない。

1. | 経口薬療法

　経口血糖降下薬はさまざまな種類のものがあり、患者の病態、合併症、薬剤の作用特性などを考慮して選択される。その種類には、インスリン抵抗性改善系、インスリン分泌促進系、糖吸収・排泄調節系の3つの系統がある。さらに作用機序別に分類すると、①ビグアナイド薬、②チアゾリジン薬、③スルホニル尿素薬、④速効型インスリン分泌促進薬、⑤DPP-4阻

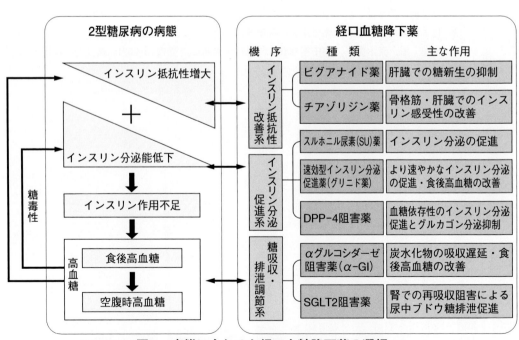

図1. 病態に合わせた経口血糖降下薬の選択
（日本糖尿病学会編・著：糖尿病治療ガイド 2018-2019.　p33，文光堂，東京，2018 による）

害薬、⑥α-グルコシダーゼ阻害薬、⑦SGLT2阻害薬、以上7つの薬剤に分けられる（図1）。

1 インスリン抵抗性改善薬

a．ビグアナイド薬

ⅰ）ビグアナイド薬の種類

一般名	商品名 （主なもの）	血中半減期 （時間）	作用時間 （時間）	1錠中の 含有量 (mg)	製剤写真	識別 コード	1日の 使用量 (mg)
メトホルミン	グリコラン	3.6	6～14	250		302	250～750
	メトグルコ	2.9	6～14	250		DS271	500～ 2,250
				500		DS272	
ブホルミン	ジベトス	1.5～2.5	6～14	50		NN113	50～150
	ジベトンS 腸溶錠					なし	

ⅱ）特徴

＜低血糖リスク：低＞

　インスリン抵抗性の強い肥満型の2型糖尿病に有効である。インスリン分泌促進作用はないため単独投与では低血糖を引き起こす可能性は少ない。また、インスリンやSU薬と異なり体重増加を起こさない。

ⅲ）薬理

　ビグアナイド薬は、肝臓における糖新生*抑制作用、骨格筋や脂肪細胞などの末梢組織でのインスリン感受性の改善、消化管における糖吸収の抑制効果などにより血糖降下作用を示す（図2）。

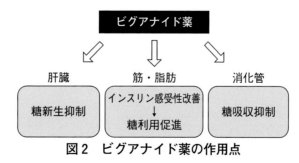

図2　ビグアナイド薬の作用点

＊糖新生
　糖新生とは、絶食時に脂質やアミノ酸など糖質以外の物質からグルコースを生産する代謝経路のことである。

ⅳ）副作用、使用上の注意

　重大な副作用として乳酸アシドーシスを引き起こすことがある。その発生頻度はメトホルミンにおいて9.6〜16.2人/10万人と稀ではあるが、その致命率は50%に及ぶ。特に高齢者、肝・腎・心・肺機能に障害のある患者、アルコール多飲者などではそのリスクが高い。症状として、悪心・嘔吐、腹痛、下痢などの胃腸症状、倦怠感、筋肉痛、過呼吸などが表れた場合は注意が必要である。

＜症例＞

　48歳、女性、2型糖尿病、身長：155 cm、体重：72 kg、BMI：30 kg/m²と肥満あり。空腹時血糖値：160 mg/dL、HbA1c：7.2%

＜処方例＞

例1：メトグルコ®錠250 mg　1回1錠　1日3回　毎食後

＜処方解析と注意点＞

　肥満がありインスリン抵抗性の存在が予想される症例である。高齢者、肝・腎・心・肺機能に障害のある患者、アルコール多飲者などでは乳酸アシドーシスを助長する恐れがあるため投与は禁忌である。

　　ｂ．チアゾリジン薬

ⅰ）チアゾリジン薬の種類

一般名	商品名（主なもの）	血中半減期（時間）	作用時間（時間）	1錠中の含有量（mg）	製剤写真	識別コード	1日の使用量（mg）
ピオグリタゾン	アクトス	5.4	24	15		390	15〜45
				30		391	
	アクトス OD			15		376	
				30		377	

ⅱ）特徴

＜低血糖リスク：低＞

　筋肉での糖利用促進作用などによりインスリン抵抗性を改善し血糖降下作用を示す。イン

スリン抵抗性の強い2型糖尿病に有効である。インスリン分泌促進作用はないため、単独投与では低血糖を引き起こす可能性は少ない。

ⅲ）薬理

チアゾリジン薬は、脂肪細胞の核内受容体の一種 PPAR-γ（peroxisome proliferators activated receptor-γ）に結合し肥大した大型脂肪細胞を小型脂肪細胞に分化させ、アディポネクチンの分泌を増加させる。アディポネクチンは肝臓で糖新生を抑制し、骨格筋では糖の取り込みを増加させる。また、TNF-α（tumor necrosis factor-α）などのインスリン抵抗性因子を産生している肥大脂肪細胞をアポトーシスさせ、その量を減少させる（図3）。

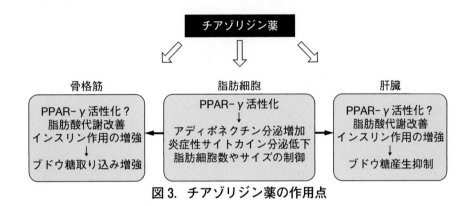

図3. チアゾリジン薬の作用点

ⅳ）副作用、使用上の注意

主な副作用として浮腫がある。特に女性やインスリンを併用している人に多くみられており、また、糖尿病性合併症を発症している例での浮腫の発現頻度は高い傾向にある。本剤は水分貯留を示す作用がある。浮腫が重症化した場合、心不全を増悪または発症することがあるので注意を要する。用量依存的に浮腫が発現しやすいことから、少量から投与開始することが望ましく、女性や高齢者では1日1回15 mgから投与を開始する。

＜症例＞

70歳、女性、2型糖尿病、身長：160 cm、体重：59 kg、BMI：23 kg/m²、HbA1c：7.5%、空腹時血糖値：140 mg/dL、空腹時血中インスリン濃度：16 μU/mL とインスリン抵抗性が疑われる。

＜処方例＞

例1：アクトス®錠15 mg　1回1錠　1日1回　朝食後

＜処方解析と注意点＞

体重を問わずインスリン抵抗性の認められる症例がよい適応となる。特に女性や高齢者には浮腫に注意しながら使用する。また、患者にも浮腫、急激な体重増加、呼吸困難感などがでるようであれば受診するよう指導する。

2 インスリン分泌促進薬

a．スルホニル尿素薬（SU 薬）

ⅰ）SU 薬の種類

一般名	商品名 （主なもの）	血中半減期 （時間）	作用時間 （時間）	1 錠中の 含有量 （mg）	製剤写真	識別 コード	1 日の 使用量 （mg）
グリベンクラミド	オイグルコン	2.7	12～24	1.25		BM300	1.25～10
				2.5		BM302	
	ダオニール			1.25		SDF	
				2.5		LDY	
グリクラジド	グリミクロン HA	12.3	12～24	20		P210	20～160
	グリミクロン			40		P211	
グリメピリド	アマリール	1.5	12～24	0.5		NM	0.5～6
				1		NMK	
				3		NMN	
	アマリール OD			0.5		NM I	
				1		NMM	
				3		NMH	

ⅱ）特徴

＜低血糖リスク：中＞

　膵臓に作用しインスリン分泌を促す薬である。インスリン分泌能がある程度保たれている2型糖尿病で、食事療法、運動療法で十分な効果が得られていない場合に用いられる。インスリン抵抗性の高い肥満患者などで、体重増加を助長することもあるため注意が必要である。

iii）薬理

　SU薬は、膵臓のランゲルハンス島β細胞膜上のSU受容体に結合しATPとは無関係に
ATP感受性K⁺チャネルを遮断する。これによりβ細胞膜は脱分極しCa²⁺が細胞内へ流入
する。細胞内のCa²⁺濃度の上昇によりインスリン分泌顆粒が刺激されインスリンが遊離さ
れることでインスリン分泌作用を示す（図4）。

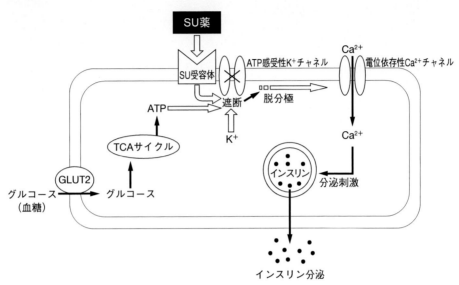

図4. スルホニル尿素薬（SU薬）の作用機序

iv）副作用、使用上の注意

　主な副作用は低血糖である。少量のSU薬でも低血糖を引き起こす可能性がある。食前、
食事時間が遅れたときなどに低血糖が出現しやすい。SU薬は作用時間が長いため低血糖が
遷延することがあり、処置として糖分を摂取した後でも再び低血糖になるケースがある。特
に高齢者や腎機能障害・肝機能障害のある患者では遷延性の低血糖に注意を要する。

<症例>
　70歳、男性、2型糖尿病、食事療法、運動療法を行っているが、空腹時血糖値：182 mg/
dL、HbA1c：8.0%と高いままである。身長：160 cm、体重：51 kg、BMI：20 kg/m²

<処方例>
例1：アマリール®錠1 mg　　　　1回0.5錠　1日1回　朝食後
例2：グリミクロン®HA錠20 mg　1回1錠　1日1回　朝食後

<処方解析と注意点>
　空腹時血糖値が高値でインスリン分泌能が低下していて、体型はやせ型〜普通の症例が
よい適応となる。投与開始後、体重増加と低血糖に注意が必要である。また、高齢者では
遷延性の低血糖が現れやすいので慎重に少量から投与を開始する。

b．速効型インスリン分泌促進薬

ⅰ）速効型インスリン分泌促進薬の種類

一般名	商品名（主なもの）	血中半減期（時間）	作用時間（時間）	1錠中の含有量（mg）	製剤写真	識別コード	1日の使用量（mg）
ナテグリニド	スターシス	1.1〜1.3	3	30		スターシス30	90〜360
				90		スターシス90	
	ファスティック			30		AJ2 30	
				90		AJ2 90	
ミチグリニド	グルファスト	1.2	3	5		GF5	15〜30
				10		GF10	
	グルファスト OD			5		GF D5	
				10		GF D10	
レパグリニド	シュアポスト	0.8	4	0.25		DS232	0.75〜3
				0.5		DS233	

ⅱ）特徴

＜低血糖リスク：中〜低＞

　膵臓に作用しインスリン分泌を促す薬である。速やかな作用の発現と消失が特徴である。インスリン分泌促進作用は SU 薬より弱く、空腹時血糖が上昇している症例には単独投与では効果が期待できない。食後高血糖の是正を目的に使用される。

ⅲ）薬理

　速効型インスリン分泌促進薬は SU 薬同様、SU 受容体に結合しインスリン分泌を促進する。その作用は速やかに発現し消失する。

ⅳ）副作用、使用上の注意

　主な副作用は低血糖であるが、そのリスクは高くないとされている。注意すべきは高齢者や腎機能障害・肝機能障害のある患者である。本剤は食直前に服用する薬剤であるが、その

タイミングが早過ぎる（30分以上前）と速やかな作用発現の特性のため低血糖を引き起こす恐れがある。

＜症例＞

　55歳、男性、会社の検診で血糖が高いと指摘され来院した。2型糖尿病と診断され、その後、食事療法、運動療法を行ったが、空腹時血糖値：135 mg/dL、食後2時間血糖値：211 mg/dL、HbA1c：7.0%であった。身長：165 cm、体重：60 kg、BMI：22 kg/m^2

＜処方例＞

例1：スターシス®錠90 mg　　1回1錠　1日3回　毎食直前

例2：グルファスト®錠10 mg　1回1錠　1日3回　毎食直前

＜処方解析と注意点＞

　空腹時血糖値はそれほど高くないが、食後高血糖が認められる軽度インスリン分泌低下症例がよい適応となる。SU薬と比較するとインスリン分泌作用は弱く、作用時間も短いため、空腹時血糖値があきらかに上昇している例では効果が期待できない。比較的軽度の糖尿病患者によく使われる。

---

c．DPP-4 阻害薬

ⅰ）DPP-4 阻害薬の種類

1 日 1～2 回服用製剤

一般名	商品名 （主なもの）	血中半減期 （時間）	作用時間 （時間）	1 錠中の 含有量 （mg）	製剤写真	識別 コード	1 日の 使用量 （mg）
シタグリプチン	グラクティブ	12	24	12.5		ono663	12.5～100
				25		ono660	
				50		ono661	
				100		ono662	
	ジャヌビア			12.5		MSD211	
				25		MSD221	
				50		MSD112	
				100		MSD277	
ビルダグリプチン	エクア	2.4	12～24	50		NVR FB	50～100
アログリプチン	ネシーナ	17	24	6.25		ネシーナ 6.25	6.25～25
				12.5		ネシーナ 12.5	
				25		ネシーナ 25	
リナグリプチン	トラゼンタ	105	24	5		D5	5
テネリグリプチン	テネリア	24.2	24	20		テネリア 20	20～40
				40		テネリア 40	
アナグリプチン	スイニー	2	12～24	100		Sc312	200～400

40

一般名	商品名 （主なもの）	血中半減期 （時間）	作用時間 （時間）	1錠中の 含有量 （mg）	製剤写真	識別 コード	1日の 使用量 （mg）
サキサグリプチン	オングリザ	7	24	2.5	オングリザ2.5mg	KH622	2.5〜5
				5	オングリザ5mg	KH623	

週1回服用製剤

一般名	商品名 （主なもの）	血中半減期 （時間）	作用時間 （時間）	1錠中の 含有量 （mg）	製剤写真	識別 コード	1日の 使用量 （mg）
トレラグリプチン	ザファテック	54.3	168	50	ザファテック50mg	D388	50〜100 週1回
				100	ザファテック100mg	D389	
オマリグリプチン	マリゼブ	82.5	168	12.5	マリゼブ	781	12.5〜25 週1回
				25	マリゼブ	782	

ⅱ）特徴

＜低血糖リスク：低＞

　血糖依存的にインスリン分泌を促進、グルカゴン分泌を抑制する。このため単独投与では低血糖が起きにくい。また、体重増加をきたしにくいなどの特徴をもっている。

ⅲ）薬理

　DPP-4阻害薬は、インクレチン分解酵素：DPP-4（ジペプチジルペプチダーゼ-4）の働きを阻害することにより、インクレチン*の分解を妨げ、その作用を増強させる働きをもつ。その結果、より多くのインクレチンが膵臓に作用しインスリン分泌を促進、グルカゴン分泌を抑制させ、血糖値を低下させる（図5）。

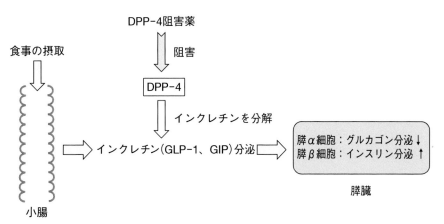

図5．DPP-4阻害薬の作用機序

> **＊インクレチン**
> 　インクレチンとは食事の摂取後に消化管から分泌されるホルモン（GLP-1：グルカゴン様ペプチド1、GIP：グルコース依存性インスリン分泌刺激ポリペプチド）であり、膵臓に作用し血糖依存的にインスリン分泌を促進、およびグルカゴン分泌を抑制させることにより血糖の上昇を抑える。

ⅳ）副作用、使用上の注意

　本剤は単独投与では低血糖の可能性は少ないが、SU薬との併用投与で重篤な低血糖症状が表れ、意識消失をきたす症例も報告されているため注意が必要である。

＜症例＞

　55歳、女性、2型糖尿病、身長：152 cm、体重：58 kg、BMI：25.1 kg/m²　食事療法、運動療法を行っているが、空腹時血糖値：138 mg/dL、HbA1c：6.9%とやや高い。

＜処方例＞

例1：ジャヌビア®50 mg　1回1錠　1日1回　朝食後

例2：エクア®錠50 mg　　1回1錠　1日2回　朝夕食後

＜処方解析と注意点＞

　比較的軽度の糖尿病患者によく使われる。食事療法、運動療法を行った上で効果が不十分の場合に開始する。

　単独投与では低血糖リスクは低いが、インスリン製剤やSU剤または速効型インスリン分泌促進薬と併用する場合、低血糖のリスクが増加する。これらの薬剤と併用する場合は、インスリン製剤、SU剤または速効型インスリン分泌促進薬の減量を検討することが必要となる。

---

3 糖吸収・排泄調節薬

a. αグルコシダーゼ阻害薬（α-GI薬）

i）α-GI薬の種類

一般名	商品名 （主なもの）	血中半減期 （時間）	作用時間 （時間）	1錠中の 含有量 （mg）	製剤写真	識別 コード	1日の 使用量 （mg）
アカルボース	グルコバイ	―	2～3	50		G50	150～300
				100		G100	
	グルコバイOD			50		50	
				100		100	
ボグリボース	ベイスン	―	2～3	0.2		351	0.6～0.9
				0.3		352	
	ベイスンOD			0.2		341	
				0.3		342	
ミグリトール	セイブル	2	1～3	25		Sc395	150～225
				50		Sc396	
				75		Sc397	
	セイブルOD			25		Sc25	
				50		Sc50	
				75		Sc75	

ⅱ）特徴

＜低血糖リスク：低＞

　α-GI薬は、糖質の分解・吸収を遅らせることにより食後高血糖を抑制する作用がある。服用のタイミングは食直前に服用する。食後では効果がない。インスリン分泌促進作用はないため、単独投与では低血糖を引き起こす可能性は少ない。

ⅲ）薬理

　α-GI薬は、小腸粘膜上皮細胞において、二糖類分解酵素であるαグルコシダーゼの基質として働き、その活性を阻害する。親和性はショ糖（砂糖）の数百倍〜数万倍であり、二糖類から単糖類への分解を阻害し、糖の吸収を抑制する（図6）。

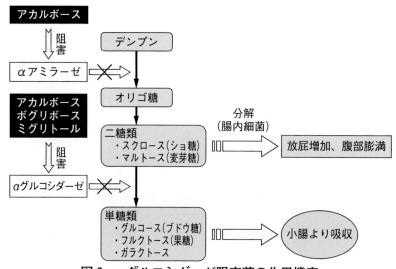

図6. αグルコシダーゼ阻害薬の作用機序

ⅳ）副作用、使用上の注意

　主な副作用は、放屁増加、腹部膨満、鼓腸などがあるが、投与を継続していくうちに症状は軽減していく。これらの症状は吸収されなかった糖類が大腸において腸内細菌により分解されガスとなることが原因である。稀に、腸内ガスの増加によりイレウス様症状を呈することがあるため、高齢者、開腹手術歴、イレウス既往例では注意を要する。また、α-GI薬単独では低血糖を起こす可能性は少ないが、インスリンやSU薬など、他剤併用時に低血糖を起こした際には、二糖類であるショ糖（砂糖）では血糖の上昇が遅延してしまうため、単糖類であるブドウ糖を投与しなければならない。

＜症例＞

　45歳、男性、2型糖尿病、HbA1c：7.0％、空腹時血糖値：130 mg/dL、食後2時間血糖値：215 mg/dLと食後高血糖のある患者。身長：170 cm、体重：64 kg、BMI：22 kg/m²

＜処方例＞

例1：グルコバイ®錠50 mg　1回1錠　1日3回　毎食直前

例2：ベイスン®錠0.2mg　1回1錠　1日3回　毎食直前

<処方解析と注意点>
　食後高血糖が認められる症例が適応となる。比較的軽度の糖尿病患者によく使われる。単独投与では低血糖の可能性は少ない。副作用の腹部症状は高頻度に出現するが、次第に軽減する。イレウス様症状に注意する。

b．SGLT2阻害薬

i）SGLT2阻害薬の種類

一般名	商品名（主なもの）	血中半減期（時間）	作用時間（時間）	1錠中の含有量（mg）	製剤写真	識別コード	1日の使用量（mg）
イプラグリフロジン	スーグラ	15	24	25		スーグラ25	50〜100
				50		スーグラ50	
ダパグリフロジン	フォシーガ	8〜12	24	5		1427	5〜10
				10		1428	
ルセオグリフロジン	ルセフィ	11.2	24	2.5		ルセフィ2.5	2.5〜5
				5		ルセフィ5	
トホグリフロジン	アプルウェイ	5.4	24	20		saTOF	20
	デベルザ					Kowa122	
カナグリフロジン	カナグル	10.2	24	100		カナグル100	100
エンパグリフロジン	ジャディアンス	14〜18	24	10		S10	10〜25
				25		S25	

ⅱ）特徴

＜低血糖リスク：低＞

　SGLT2阻害薬は、グルコースを尿糖として排出させることで血糖降下作用を発揮する薬剤である。また、一部のSGLT2阻害薬（イプラグリフロジン、ダパグリフロジン）はインスリン療法併用下での1型糖尿病への適応も有している。さらに近年の臨床試験で心血管イベント二次予防効果が実証され、その他、腎保護作用、心不全リスクの低下が示唆されている。

ⅲ）薬理

　SGLT2阻害薬は、腎近位尿細管においてグルコースを血液中に再吸収させる糖輸送担体（トランスポーター）であるSGLT2（sodium glucose co-transporter 2）を阻害する。これにより、グルコースの体内への再吸収を妨げ、尿糖として体外へ排出させることで血糖降下作用を示す（図7）。

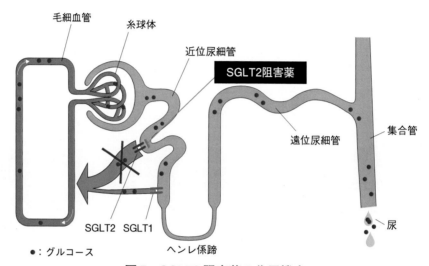

図7．SGLT2阻害薬の作用機序

ⅳ）副作用、使用上の注意

　主な副作用は、頻尿、口渇、体重減少などがある。これらの症状は大量のグルコースが尿糖として排出される結果、招かれるものと考えられている。尿中グルコース排泄量の増加により尿浸透圧が上昇し、浸透圧利尿によって脱水を引き起こす恐れがあることから、高齢者、利尿薬の併用、水分調節にかかわる内分泌疾患、下痢・嘔吐のある患者に対しては注意が必要である。また、尿糖の増加により尿路感染症、性器感染症を招く懸念も指摘されている。

　本剤の作用はインスリン非依存的に血糖を降下させるため、低血糖を引き起こしにくいと考えられている。

＜症例＞

　58歳、男性、2型糖尿病、身長：170 cm、体重：84.5 kg、BMI：29.2 kg/m² 食事療法、運動療法を行い、DPP-4阻害薬を服用しているが、HbA1c：7.9%、空腹時血糖値：148 mg/dL と高い。

＜処方例＞

例1：スーグラ®錠50 mg　　　　　1回1錠　1日1回　朝食後

例2：ジャディアンス®錠10 mg　1回1錠　1日1回　朝食後

＜処方解析と注意点＞

　体重減少が起こりやすく、肥満患者によい適応となる。

　脱水、尿路感染症や性器感染症について十分な患者教育を行う。利尿剤を服用している場合には特に脱水に注意する。また、発熱・下痢・嘔吐などがあるときや食事が十分摂れないような場合（シックデイ）には必ず休薬する。

　75歳以上の高齢者あるいは65〜74歳で老年症候群（サルコペニア、認知機能低下、ADL低下など）のある場合には慎重に投与する。

4 配合薬

ⅰ）配合薬の種類

一般名	商品名 （主なもの）	1錠中の 含有量（mg）	製剤写真	識別コード	1日の使用量 （mg）
ピオグリダゾン/ メトホルミン	メタクト配合錠LD	15/500		321	15/500
	メタクト配合錠HD	30/500		322	30/500
ピオグリダゾン/ グリメピリド	ソニアス配合錠LD	15/1		323	15/1
	ソニアス配合錠HD	30/3		324	30/3
アログリプチン/ ピオグリダゾン	リオベル配合錠LD	25/15		382	25/15
	リオベル配合錠HD	25/30		383	25/30
ミチグリニド/ ボグリボース	グルベス配合錠	10/0.2		MV	30/0.6
	グルベス配合OD錠		—	GB OD	

一般名	商品名 （主なもの）	1錠中の 含有量（mg）	製剤写真	識別コード	1日の使用量 （mg）
ビルダグリプチン／ メトホルミン	エクメット配合錠LD	50/250		NVR CCC	100/500
	エクメット配合錠HD	50/500		NVR LLO	100/1000
アログリプチン／ メトホルミン	イニシンク配合錠	25/500		317	25/500
テネリグリプチン／ カナグリフロジン	カナリア配合錠	20/100		カナリア	20/100
シタグリプチン／ イプラグリフロジン	スージャヌ配合錠	50/50		スージャヌ	50/50
エンパグリフロジン／ リナグリプチン	トラディアンス配合錠AP	10/5		10/5	10/5
	トラディアンス配合錠BP	25/5		25/5	25/5
アナグリプチン／ メトホルミン	メトアナ配合錠LD	100/250		Sc125	200/500
	メトアナ配合錠HD	100/500		Sc150	200/1000

ⅱ）特徴

<低血糖リスク：それぞれの配合成分による>

　配合薬とは、服薬コンプライアンスの向上を目的として複数の成分が配合された薬剤である。副作用としてそれぞれの成分における症状、臨床検査値に注意する。

<識別コードの活用>

　患者が服用している薬剤およびその効能、用法・用量などは、お薬手帳、薬剤情報提供文書（薬の名前、効能などが記載してある文書）、薬袋などが参考資料となる。しかし、これらの資料がなく、特に一包化（錠剤、カプセル剤などを1回分ずつにパックすること）されている場合には何の薬剤か特定することが難しい。このような際に活用できるのが識別コードである（図8・9）。

　識別コードは、数字、アルファベット、会社コードまたは会社マークから構成され、薬剤本体に印字されている。この識別コードから薬剤を特定することが可能である。

　調べ方としては、「薬剤識別コード事典」（医薬ジャーナル）や「JAPIC医療用医薬品集 薬剤識別コード一覧」（JAPIC）などの書籍を利用することで調べることができる。また「今日の治療薬」（南江堂）などの薬の本にも付録として識別コード一覧表が掲載されているのでそれを活用して

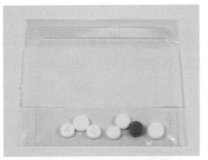

図8. 一包化された薬剤

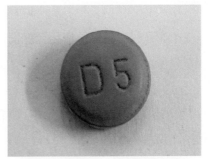

図9. 識別コード（薬剤本体）

もよい。最近ではWebサイト、アプリなどでも調べることができる。1例としてスマートフォンアプリでは「ヤクチエ添付文書. RECRUIT」があり、薬の写真も確認でき便利である。

（上記画像の例）

D5⇒トラゼンタ錠5mg

---

2. ┃ 注射薬療法

1 インスリン療法

＜低血糖リスク：高＞

インスリン療法は最も確実に血糖を降下させることが可能な治療法である。注入器・注射針の改良により痛みも少なく、自己注射の手技も簡便になったことから、1型糖尿病患者のみならず2型糖尿病患者の血糖コントロールにも広く使用されるようになった。最近では、糖毒性*を解除する目的で、インスリンが絶対的適応でない症例に対しても短期間だけインスリン療法を導入し、内因性のインスリン分泌を回復させる場合もある。主な副作用は低血糖である。患者のみならず家族・キーパーソンにも低血糖症状・対処法などの知識の取得や低血糖対策用のブドウ糖などの携行が重要となる。

> **＊糖毒性**
> 　高血糖自体が、インスリン分泌を抑え、インスリン抵抗性を助長し、さらなる高血糖を招く悪循環のこと。

a．インスリン療法の適応

インスリン療法は絶対的適応と相対的適応に分けて考える必要がある。絶対的適応では、1型糖尿病などのインスリン依存状態、高血糖性昏睡、重症の肝・腎障害合併時、重症感染症、外傷、中等度以上の外科手術、妊娠、静脈栄養時の血糖コントロールなどがある。相対的適応では、著明な高血糖（例：空腹時血糖値250mg/dL以上、随時血糖値350mg/dL以上）、経口薬療法で血糖コントロールが得られない場合、やせ型で栄養低下時、ステロイド治療時の高血糖、糖毒性を解除する場合などがある。

b．インスリン製剤の種類

　インスリン製剤は作用動態により、超速効型、速効型、混合型（超速効型や速効型と中間型
の混合）、中間型、持効型溶解の5つに分類される（図10）。

　インスリン療法の基本はこれらの製剤を使い分け、健常人同様のインスリン分泌パターン
を再現することにある。現在、各製薬会社よりさまざまな形体・作用動態のインスリン製剤
が発売されている。

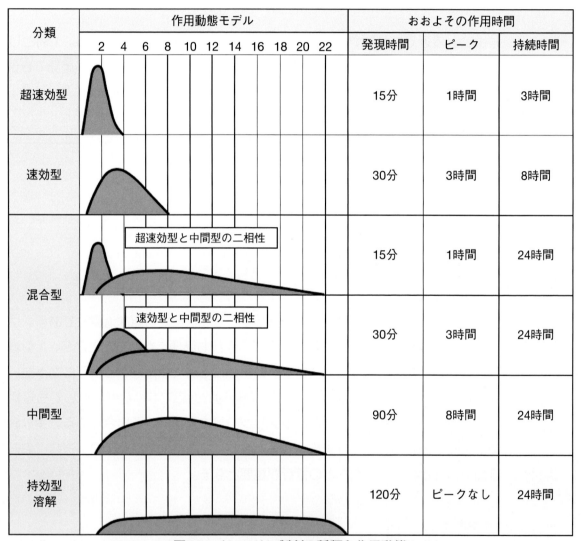

分類	作用動態モデル		おおよその作用時間		
	2 4 6 8 10 12 14 16 18 20 22		発現時間	ピーク	持続時間
超速効型			15分	1時間	3時間
速効型			30分	3時間	8時間
混合型	超速効型と中間型の二相性		15分	1時間	24時間
	速効型と中間型の二相性		30分	3時間	24時間
中間型			90分	8時間	24時間
持効型溶解			120分	ピークなし	24時間

図10. インスリン製剤の種類と作用動態

・簡単なインスリン作用時間の覚え方

　インスリンの作用動態（作用ピーク時間、作用持続時間）を覚えておくと、低血糖を起こしやすい時間や、低血糖から脱する時間を予測できるようになる。インスリン製剤は現在4社の製薬会社が製造し多くの種類が存在する。これをそれぞれ正確に覚えることは困難である。そこで作用動態をおおよその作用時間別に分け、簡便に覚えるための語呂合わせを紹介する。

　1、3、8、24の4つの数字を当てはめたインスリンの作用時間の覚え方である（図11）。

分類	作用ピーク時間（時間）		作用持続時間（時間）
超速効型	1	✕	3
速効型	3	✕	8
中間型	8	＝	24
持効型溶解	なし		24以上

図11.「1×3×8＝24」の法則

・各社インスリン製剤の製品名＋カラーコード*

分類	製品名＋カラーコード※				おおよその作用時間	
	ノボノルディスクファーマ社	日本イーライリリー社	サノフィ社	富士フイルム富山化学社	ピーク時間(hr)	持続時間(hr)
超速効型	ノボラピッド	ヒューマログ	アピドラ		1hr	3hr
速効型	ノボリンR	ヒューマリンR			3hr	8hr
混合型（超速効＋中間）	ノボラピッド30ミックス	ヒューマログミックス25			1hr	24hr
	ノボラピッド50ミックス	ヒューマログミックス50				
	ノボラピッド70ミックス					
混合型（速効＋中間）	ノボリン30R	ヒューマリン3/7			3hr	24hr
	イノレット30R					
混合型（超速効＋持効）	ライゾデグ				1hr	>42hr
中間型	ノボリンN	ヒューマリンN			8hr	24hr
持効型溶解	レベミル	インスリングラルギンBS「リリー」	ランタス	インスリングラルギンBS「FFP」	なし	24hr
			ランタスXR			>24hr
	トレシーバ					>42hr

*カラーコード
カラーコードとは注入器などに与えられたイメージ色である。インスリンの製品名を覚えていない患者でも、色は覚えていることも多い。その色から患者が使用しているインスリンを予測することも可能である。

・各社インスリン製剤　主要３社の主な形体見本

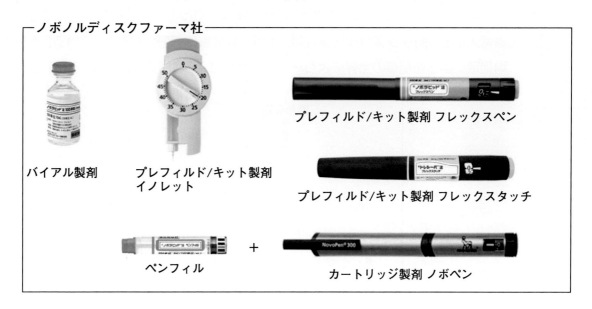

ノボノルディスクファーマ社

バイアル製剤

プレフィルド/キット製剤
イノレット

プレフィルド/キット製剤 フレックスペン

プレフィルド/キット製剤 フレックスタッチ

ペンフィル　＋　カートリッジ製剤 ノボペン

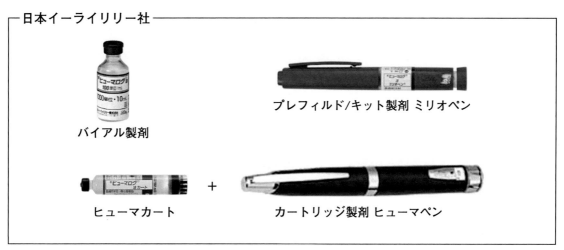

日本イーライリリー社

バイアル製剤

プレフィルド/キット製剤 ミリオペン

ヒューマカート　＋　カートリッジ製剤 ヒューマペン

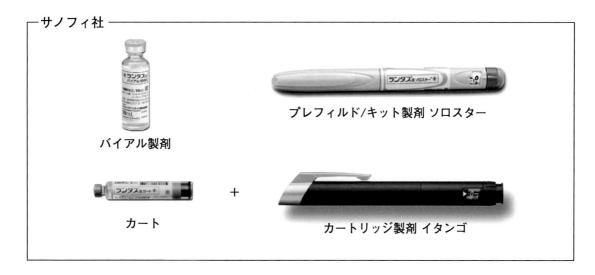

サノフィ社

バイアル製剤

プレフィルド/キット製剤 ソロスター

カート　＋　カートリッジ製剤 イタンゴ

c．インスリン療法の基本

　インスリン療法の基本は、健常人同様のインスリン分泌パターンを再現することにある。健常人におけるインスリン分泌には、1日24時間、一定量を分泌し続ける「基礎分泌」と、食物摂取による血糖値の上昇により一時的に分泌する「追加分泌」とがある（図12）。

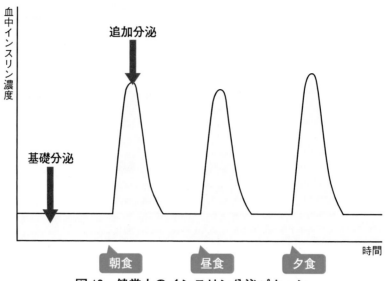

図12. 健常人のインスリン分泌パターン

　糖尿病患者におけるインスリン分泌は、1型糖尿病では両者ともに低下・消失、2型糖尿病では主に追加分泌が遅延・低下している。健常人と比べ不足している分のインスリンをインスリン注射で補うのがインスリン療法である。インスリン療法の代表的なものにベーサル・ボーラス療法（Basal：基礎分泌・Bolus：追加分泌）がある。基礎分泌として1日1回持効型溶解あるいは中間型インスリンを注射して補充し、追加分泌として各食事前に超速効型あるいは速効型インスリンを注射して補充する方法である。なお、今日のベーサル・ボーラス療法では超速効型インスリン＋持効型溶解インスリンの組み合わせが一般的となっている（図13）。

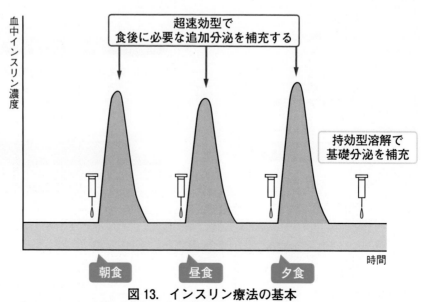

図13. インスリン療法の基本

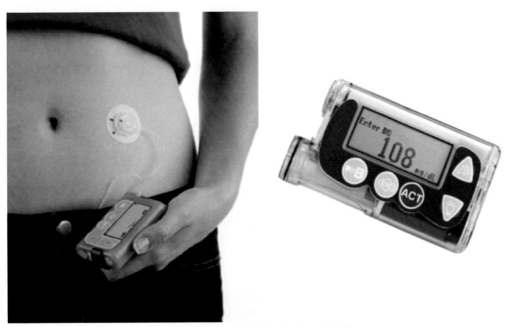は読み飛ばさない

　インスリン注射のタイミングは、食後、インスリンが一番多く必要な時間帯に合わせ、血中インスリン濃度が高くなるよう、超速効型インスリンは食直前、速効型インスリンは食事の30分前に注射する。どうしても食事の前に注射できない場合には超速効型インスリンを食直後に注射する場合もある。中間型インスリンは夜に注射するのが一般的であるが、持効型溶解インスリンをいつ注射するかはその症例に合わせる。

　比較的血糖コントロールが容易な症例では、超速効型インスリンあるいは速効型インスリンと中間型インスリンを混ぜた混合型インスリン製剤を1日2回（または3回）注射する簡略な方法もよく用いられる。この場合、朝夕の食前（超速効型が入っている製剤は食直前、速効型が入っている製剤は30分前）に注射する。

　このほか、内服薬を続けながら持効型溶解インスリンを1日1回注射する方法や、超速効型だけを1日3回注射する方法などの注射方法がある。さらに、持続皮下インスリン注入療法（continuous subcutaneous insulin infusion；CSII）という方法もある（図14）。

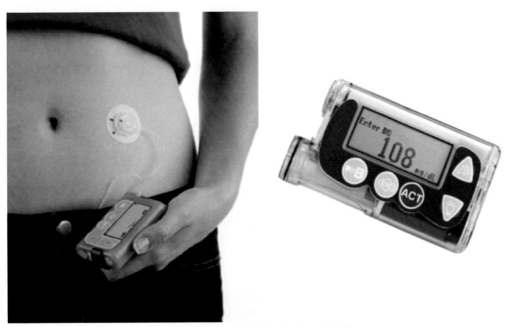

図14. 持続皮下インスリン注入器
（パラダイムインスリンポンプ722. 日本メドトロニック社）

　インスリン注入器を用いて、少量のインスリンを持続的に注入（基礎分泌）するだけでなく、ボタンを押すことで食事に合わせインスリンを追加補充（追加分泌）することができる。投与部位は、腹壁、上腕、腰部、大腿、女性では胸部の皮下にカテーテルを留置しインスリンを注入する。インスリンポンプの大きさ・重さは携帯電話程度でポケットに入れたり、ベルトに取り付けたり、下着の中にも入れられるサイズである。

　インスリンの投与にはさまざまな方法があるが、いずれの場合でも救急救命士が応対した際、その患者が「普段、どのインスリン製剤をどのように注射しているのか」、「当日、どのインスリン製剤をどのように注射したのか」という情報を入手・伝達してもらえると診断・治療の一助となる。

d．副作用、使用上の注意

　主な副作用は低血糖である。インスリン療法を行ううえで低血糖への対応は特に重要となる。患者本人だけではなく家族、キーパーソンにも低血糖の症状と対処方法を理解させることが重要である。また、低血糖の症状、対処方法を理解している患者でも、実際には低血糖対策のブドウ糖などを携行していない場合も多い。ブドウ糖などの携行を確認することも重要である[6]。

＜症例＞

　65歳、男性、2型糖尿病、身長：165cm、体重：70kg　BMI：26
・グリメビリド®錠　1mg　　　　　　　　1回3錠　1日1回　朝食後
・メトホルミン塩酸塩®錠250mg　　　　1回1錠　1日3回　毎食後
　以上の経口血糖降下薬を服用していたが、HbA1c：9.2と高いままである。今回、血糖コントロールが不良のため、インスリン注射を導入することになった。

＜処方例＞

例1　ノボラピッド®注フレックスペン　朝3単位-昼3単位-夕3単位
　　　レベミル®注フレックスペン　夕5単位
　　　メトグルコ®錠250mg　1回1錠　1日3回　毎食後

例2　アマリール®錠1mg　1回2錠　1日1回　朝食後
　　　メトグルコ®錠250mg　1回1錠　1日3回　毎食後
　　　ランタス®注ソロスター　寝る前4単位

例3　ノボラピッド30ミックス®注フレックスペン　朝8単位-夕6単位
　　　メトグルコ®錠250mg　1回1錠　1日3回　毎食後

＜処方解析と注意点＞

　この症例は、経口血糖降下薬で十分な血糖コントロールが得られなかったため、インスリン療法へ移行した。インスリンの必要量に関しては、SU薬○○mg→インスリン○○単位というような決まりはなく、患者それぞれの病態により異なる。インスリン療法開始時の目安としては体重1kgあたり1日0.2〜0.3単位程度から始め、その後の経過により調節する。なお、**例2**のように、経口血糖降下薬を服用したまま持効型のインスリンを1日1回注射する方法をBOT（basal supported oral therapy）という。インスリンの基礎分泌部分を持効型溶解インスリンで補強し、血糖コントロールする方法である。開始量の目安としては、4〜6単位を夕方や寝る前などに投与し、その後の経過により量を調節する。1日1回の注射なので患者に同意を得やすく、低血糖を起こすこともあまりない。また、**例3**のような1日2回のインスリン療法は、頻回注射のインスリン療法を受け入れることのできない場合、高齢や認知症などにより自己注射が困難で家族や介護者に注射を委ねる

場合などに行ったりする。いずれにせよ、インスリン療法への理解があり、低血糖に正しく対処できることがインスリン療法の条件である。

2 インスリン以外の注射薬療法

a．GLP-1 受容体作動薬

ⅰ）GLP-1 受容体作動薬の種類

一般名	商品名 （主なもの）	血中半減期 （時間）	作用時間 （時間）	製剤写真	1 日の 使用量
1 日 1〜2 回製剤					
リラグルチド	ビクトーザ 皮下注 18 mg	13〜15	＞24		0.9 mg
エキセナチド	バイエッタ 皮下注 5 μg ペン 300	約 1.3	8		10〜20 μg
	バイエッタ 皮下注 10 μg ペン 300				
リキシセナチド	リキスミア 皮下注 300 μg	約 2.3	15		10〜20 μg
週 1 回製剤					
エキセナチド	ビデュリオン 皮下作用 2 mg ペン	データなし	データなし		2 mg 週 1 回
デュラグルチド	トルリシティ 皮下注 0.75 mg アテオス	108	データなし		0.75 mg 週 1 回

ⅱ）特徴

＜低血糖リスク：低＞

　GLP-1 受容体作動薬は、血糖依存的なインスリン分泌促進作用に加え、高血糖時におけるグルカゴン分泌抑制作用、胃内容物排出抑制作用、食欲抑制作用など多様な作用を有する。血糖値が高い場合のみ作用するため単独投与での低血糖の可能性は少ない。体重減少効果も期待できる薬剤である。

ⅲ）薬理

　GLP-1 受容体作動薬は膵 β 細胞膜上の GLP-1 受容体に結合し、グルコース代謝により産生される ATP を cAMP に変化させ、血糖依存的にインスリンを分泌させる。その他、グルカゴン分泌抑制作用、胃内容物排出抑制作用、食欲抑制作用などを併せ持っている。

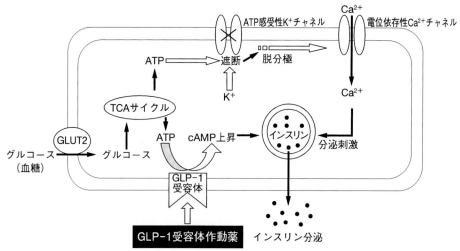

図 15. GLP-1 受容体作動薬の作用機序

iv）副作用、使用上の注意

　主な副作用は、悪心・嘔吐、食欲不振などの消化器症状であり、投与初期に起こりやすい。単独投与では低血糖の発生リスクは低いが、SU 薬やインスリンとの併用例では高くなる。類似の作用をもつDPP-4阻害薬ではSU薬との併用において重篤な低血糖症状が表れ、意識消失をきたした例も報告されているため注意が必要である。一方で、インスリン依存状態でインスリンから本剤へ切り替えた例では、急激な高血糖、糖尿病ケトアシドーシスを引き起こし死亡例が報告されているので、高血糖の可能性にも注意が必要である。

（木村好伸、香田　博、小川陽子）

■　参考文献

1）日本糖尿病学会（編）：糖尿病治療ガイド 2018-2019，文光堂，東京，2018.

2）日本糖尿病療養指導士認定機構（編）：糖尿病療養指導ガイドブック 2018．メディカルレビュー社，東京，2018.

3）Malaisse WJ, Lebrun P：Mechanisms of Sulfonylurea-Induced Insulin Release. Diabetes Care 13（Supplement 3）：9-17, 1990.

4）Zelniker TA, Wiviott SD, Raz I, et al：SGLT2 inhibitors for primary and secondary prevention of cardiovascular and renal outcomes in type 2 diabetes；a systematic review and meta-analysis of cardiovascular outcome trials. Lancet 393（10166）：31-39, 2019.

5）日本糖尿病学会（編）：糖尿病専門医研修ガイドブック．改訂第 7 版，診断と治療社，東京，2017.

6）木村好伸, 小澤直子, ほか：糖尿病患者における低血糖の理解度調査と指導方法の検討．日病薬誌 45：213-216, 2009.

7）Inzucchi SE, Bergenstal RM, Buse JB, et al：Management of Hyperglycemia in Type 2 Diabetes, 2015：A Patient-Centered Approach：Update to a Position Statement of the American Diabetes Association and the European Association for the Study of Diabetes. Diabetes Care 38（1）：140-149, 2015.

8）稲垣暢也, 荒木栄一：糖尿病治療薬の最前線．改訂第 2 版，中山書店，東京，2015.

9）各医薬品．添付文書．インタビューフォーム．

「お薬手帳」や「薬剤情報提供書（おくすり説明書）」の活用

　薬を処方されている患者の多くはお薬手帳や薬剤情報提供書をもっていることが多い。そこには薬の名前や作用が記載されているため、その患者がどんな薬を服用しているかを調べるために利用できる。

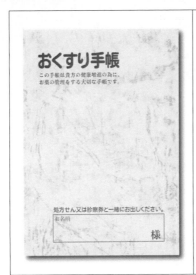
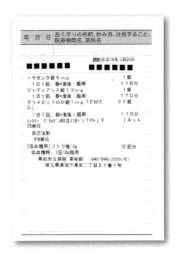

　しかしながら、日本で発売されている医療用医薬品の数はおよそ2万品目にものぼり、その中から血糖降下薬を判別するのは薬剤師でも困難である。そこで「これは血糖降下薬かな？」と当たりをつけるための語呂合わせを紹介する。

低血糖リスクの高い薬を判別するための語呂合わせ

あまぐりぐるぐる低血糖、インスリンに注意だよ（お）

アマ　　グリ　　グルぐる　　低血糖　　インスリンに注意ダヨ（オ）
⇓　　　　⇓　　　　⇓　　　　　　　　　　⇓　　　　　　　　⇓

アマリール　｜　グリメピリド、グリクラジド、ミチグリニドなど　｜　オイグルコン、グルファストなど　｜　各種インスリン製剤　｜　ダオニール

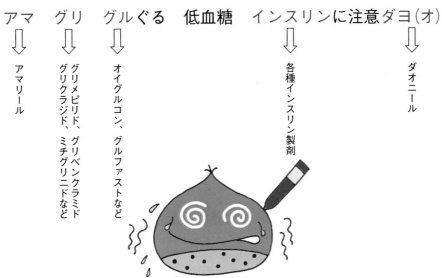

　血糖降下薬は薬の名前には「グリ」や「グル」といった文字を含むものが多いので注目するとよい。低血糖リスクが低い血糖降下薬や血糖に関係のない薬もピックアップすることもあるが、低血糖リスクの高い薬の大半がこの語呂で判別できるので利用していただきたい。

4 血糖測定器の原理と血糖測定法

1. 血糖測定器に関して

1 POCT と SMBG（表4）

血糖測定器は POCT（Point of Care Testing、**図16**）と SMBG（Self-Monitoring of Blood Glucose、73頁**別表1**参照）の2種類に大別される。POCT は、院内専用グルコース分析装置とも呼ばれ、その名のとおり、主に病院内で使用されている。検査精度に優れ、検査室で測定する結果と類似した値が得られる。「どこでも検査室」と言えるような精度の高い機器であるが、現時点では環境温度の影響を受けやすい。一方、SMBG は簡易血糖測定器と呼ばれ、主に患者が使用している。患者の自宅をはじめ、多様な環境で使用されることを想定している。大雪や火災現場などさまざまな環境下で活動する救急隊にとって、環境温度の許容範囲が広い SMBG の方が適していると考えられる。

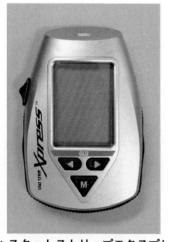

a：スタットストリップエクスプレス
（ノバ・バイオメディカル社）

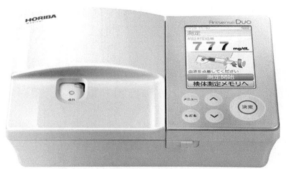

b：アントセンス・デュオ
（堀場製作所）

図16. POCT の1例

表4. POCT と SMBG の主な特徴

POCT	SMBG
・ヘマトクリットや溶存酸素の影響を受けない	・ヘマトクリットや溶存酸素の影響を受ける
・マルトースなど薬剤の影響を受けない	・マルトースなど薬剤の影響を受ける
・環境温度の許容範囲が狭く、特に下限が高い	・同時再現性や検体量過不足による影響がある
・パムなど一部薬剤の影響を受ける	・POCT より安い値段の機種が多い

2 CGM と FGM

通院時に測定する検査値だけでは、日常の生活下でどのように血糖値が揺れ動いているのかを知ることができない。そのために SMBG を行うが、それでも測定と測定の間、例えば夜間患者が眠っているときにどのような血糖経過となっているかは把握できない。そこで、血糖値の変動をより詳しく知ることのできる CGM（持続グルコースモニタリング）と FGM（フラッシュグルコースモニタリング）という機器が開発され、使用されるようになった。どちらも皮下に留置したセンサ（電極）により、連続的に皮下組織間質液中のグルコース値を測定して、そこから血糖値の推定値を算出し、グラフ上に表示したり日々の血糖値のパターンを割り出したりすることができる機器である。ただし、推定値であるため実際の血糖値とは誤差があり、特に血糖値が急激に変動しているときは誤差が大きい。使用方法・目的により以下のように大別できる。

a．プロフェッショナル CGM

医療機関で検査機器として用いられている振り返り型 CGM。医療者が装着し、装着中は患者自身が測定値を見ることはできない。検査終了後、医療者がデータをダウンロードし血糖推移を把握し、治療や生活指導に役立てる。較正[※1]の必要がある。

b．リアルタイム CGM

画面にその時の血糖推移が表示され、患者の自己管理のために用いる。較正[※1]の必要がある。アラート（電子音）で低血糖や高血糖を教えてくれる。

c．FGM

センサーに読み取り機器をかざす（スキャンする）ことで、その時の血糖推定値および数時間から2週間（機種による）の血糖推移を読み取ることができる機器。アラートなし。較正[※1]は不要。

日本では CGM は1型糖尿病のみの保険収載だが、FGM は2型糖尿病でも保険診療で使用可能である。

注11）：指先から血液を採って測定した血糖値と比べ、数値を補正する操作。

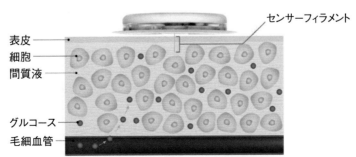

図 17．グルコースは毛細血管と間質腔の間の間質液中を自由に移動している

（資料提供：アボットジャパン合同会社）

3 簡易血糖測定器・測定法の変遷

```
1960 │ 血糖測定の初期
  64 │ デキストロスティックス（米マイルス社）              水洗い式→目視比色

1970 │ GOD 比色法
  71 │ エームスリフレクタンスメーター（米マイルス社）        第一世代：水洗い式

1980 │ GOD 電極法が主流となる                      第二世代：水洗い不要式
  86 │ グルコスター（米マイルス社）
     │ 血糖自己測定の保険適応

1990 │ 現在の簡易血糖測定器の原型                   第三世代：拭き取り不要式
     │ GOD 電極法（グルコカード、グルテストエースなど）
     │ GOD 比色法（メディセーフリーダー、ノボアシストプラスなど）
  99 │ アメリカで CGM 機器発表

2000 │ GDH 電極法（エキストラ、フリースタイルなど）
2009 │ 日本で持続グルコースモニタリング（CGM）機器が認可される
2010 │ 日本持続グルコースモニタリング（CGM）機器の保険適応
2014 │ リアルタイム CGM が認可される
2016 │ 日本でフラッシュグルコースモニタリング（FGM）が認可される
2017 │ フラッシュグルコースモニタリング（FGM）保険適応
     │ リアルタイム CGM の保険適応
     ▼
```

2. 血糖測定法の原理

血糖の測定法は、酵素比色法と酵素電極法の2種類に大別される。

1 酵素比色法（GOD 比色法・GDH 比色法）[注12)]

血液を試薬[注13)]に吸わせる（点着する）と、試薬に含まれる酵素と化学反応を起こし色素が生じる。それに特定の波長の可視光線を当て、反射光の減少を測定して、血糖値に換算する方法である。理科の実験で使用したリトマス試験紙のイメージで、光と酵素を使用して色の変化で値を求めている。

> 注12)：GODはグルコースオキシダーゼ、GDHはグルコースデヒドロゲナーゼの略。GOD比色法はグルコースオキシダーゼとペルオキシダーゼ(POD)を用いた比色法。GDH比色法は使用される酵素によって、GOD、GDH-PQQ(ピロロキノリンキロン)、GDH-NADの3つに分類される。

> 注13)：試薬とは、血糖値を測定するための試験紙のことで、「チップ」「センサー」とも呼ばれている。

2 酵素電極法（GOD 電極法・GDH 電極法）

　現在の測定の主流である。試薬にはグルコース酸化酵素（測定器によってさまざまな補酵素が使われている）と電子伝達体が塗布されており、試薬に血液を点着すると、血中グルコースが酵素と反応して電流を生じる。その電流値から血糖値を求める方法である。GOD 比色法が色の変化を検査したことに対して、こちらは電極と酵素を使用して電流の変化で値を求めている。

　GOD法：グルコース＋O_2＋H_2O→グルクロン酸＋過酸化水素（H_2O_2）

3. 血糖測定値に影響を与える因子

1 酸素分圧

　GOD 電極法では、試薬内の酸素つまり血液中に含まれる酸素の影響を受ける。GOD 比色法では空気中の酸素が利用されるのに対し、GOD 電極法では検体中の酸素が使われる。一般的に静脈血は動脈血に比べて血液中の酸素が少なく、測定値は高くなる。それに対して、高濃度酸素投与中など高い酸素分圧が予想される検体では、血糖値は低くなる。酸素分圧 100 mmHg 未満群と 100 mmHg 以上群で測定値に差が生じるという報告もある（健常人の動脈血の酸素分圧　約95 mmHg、静脈血の酸素分圧　約40 mmHg）。

　毎日の自己血糖測定では、まったく影響はないと考えてよいが、傷病者に高濃度酸素を投与する場合や動脈血で測定する場合には、GOD 電極法の測定器は避けた方が望ましい。GDH 電極法では酸素分圧の影響は受けにくいとされている。

2 ヘマトクリット

　ヘマトクリット値が20〜60％の場合、測定値に誤差は生じない。一方、極度の貧血や透析患者などヘマトクリット値が20％以下の血液では血糖値は高めに、逆に新生児や生理前の女性などヘマトクリット値が55％以上の血液では低めに測定される（参考　ヘマトクリット値＝男性正常値：39〜50％、女性正常値：36〜45％）。

3 透析や輸液

　マルトースを含む輸液やイコデキストリンを含む透析液を使用中の傷病者、ガラクトース負荷試験およびキシロース吸収試験を実施中の傷病者では、GDH法で補酵素がPQQ（ピロロキノリンキノン）である測定器を使用しない方がよい。実際より血糖値が高くなることがある。

4. 血糖測定の実際

測定器により手順や注意点が若干異なるが、一般的な測定の手順について述べる。

1 血糖測定手技

a．必要物品（図18）

①簡易血糖測定器

②穿刺具

③試薬

④アルコール綿

⑤廃棄ボックス

・その他手袋、絆創膏（適宜）など。

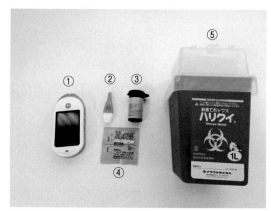

図18．必要物品

b．試薬の準備（図19）

試薬の表面を見ながら挿入する。試薬は柔らかいので折れないよう注意する。正しく挿入できると電源が入る。

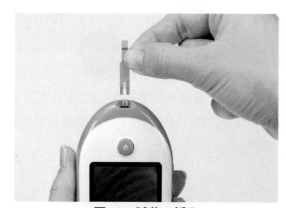

図19．試薬の挿入

c．アルコール綿で消毒する

消毒した後は十分にアルコールを乾燥させる。十分に乾燥しないと、測定値が低く出る可能性がある。手指に果汁などが付着している場合、アルコール消毒のみをしても、除去できずに血糖値が高くでることがあるので注意が必要である。

d．穿刺（図20・21）

穿刺は原則として、指先の爪の両脇で行う。

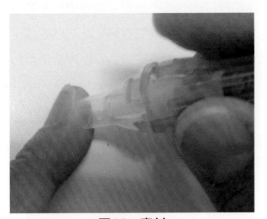

図20．穿刺

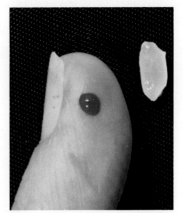

図21．米粒と必要検体量の比較

穿刺しただけでは血液量が不足している（図22）。そこで図23のように、穿刺後にもう一方の手で指先を握って駆血すると、血液がにじみ出てくる。また、指先が冷たい場合は穿刺前に手指をマッサージしたり、温めたりするとよい。それでも検体が採れにくい場合、輪ゴムや紐などを使って、一時的に指先を駆血し、うっ血させてから穿刺するとよい。不適切な圧迫操作を行った場合、体液の漏出により測定精度の低下をきたす可能性がある。

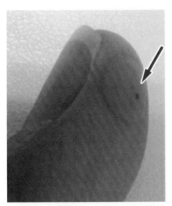

図22．穿刺だけでは検体量
　　　不足

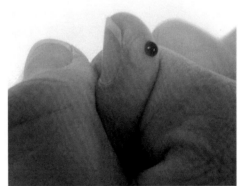

図23．指尖部全体を駆血すると血液が
　　　増える

e．手掌で穿刺する場合

指先の穿刺は正確であるが、比較的痛みが強いため、手掌を穿刺するタイプの穿刺具を使用している傷病者もいる。手掌は前腕に比べると急激に血糖変化があるときも正確な値が得られやすいと言われている。指先と異なり穿刺具で穿刺しただけでは十分な量の血液は確保できない。穿刺後に穿刺具の先で、円を描くようにギュッと押しまわして血液をにじませる（図24・25）。

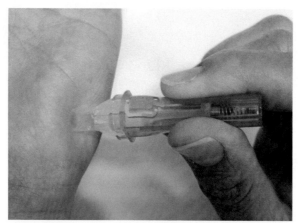

図24．穿刺しただけでは必要検体量は確保できない

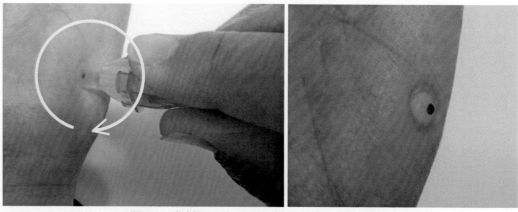

図25．穿刺具の先で円を描くように押し回す

＊穿刺前に指先を消毒した後、十分にアルコールを乾燥させる。乾燥が不十分な場合や傷・しわが多い場所で穿刺した場合、血液が広がって盛り上がらず、検体量が不足してしまう。

＊指先が冷たい場合や指先を握っても血液が出ない場合の対応として、
・輪ゴムを使って、指先をうっ血させてから穿刺する
・指先をマッサージ・温める　などを試してみてもよい。

f．血液を点着（図26・27）

　試薬に十分な検体量が吸引されていなくても測定が開始され、不正確な結果が表示される機種がある。点着で大切なことは、点着後に測定器の音が鳴ってもすぐに操作をやめず、試薬全体に血液が吸引されたことを確認することである。機種によっては、測定器の音は吸引完了を意味するものではなく、これから吸引が始まる合図のものもある。

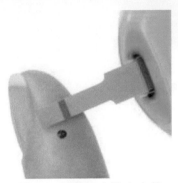

図26．試薬に血液を点着

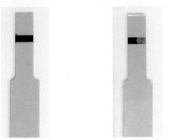

a：吸引量十分　　　b：吸引量不足

図27．測定器のブザーが鳴った直後の試薬の状態の比較

g．血糖値の表示（図28・29）

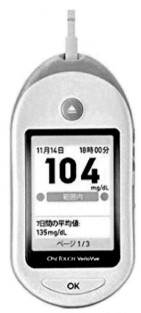

図28．血糖値の表示

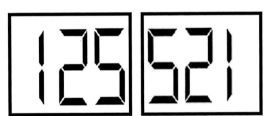

図29．デジタル表記の機種は、上下の逆で違う値に見えるものもあるので、注意が必要である

h．試薬の廃棄（図 30）

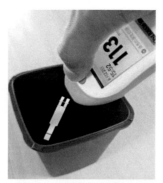

図 30.　試薬を廃棄する

i．穿刺部位の圧迫止血（図 31）

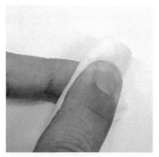

図 31.　穿刺部位をアルコール綿で圧迫止血

2 　測定器の選択

　救急現場では、感染の予防と確実な穿刺・測定を最優先に、以下の点に配慮して測定器具を選択することが望ましい。

a．穿刺具

・再穿刺できないディスポーザブルタイプがよい。
・感染予防および手技の簡便さから、針の周辺部分だけがディスポーザブルのものよりも、フルディスポーザブルタイプの穿刺具の方が望ましい。

b．簡易血糖測定器

機種によって長所・短所があるが、以下の点に留意する。
・環境温度に注意する。一般的に 14〜40℃の環境温度内では支障なしといわれているが、機種によってはもっと許容範囲が小さいものもある。また冬場の寒さなどを考慮して、環境温度の下限が低い機種が望ましい。さらに、センサー自体も温度変化に弱いため、機種本体と同条件で保管したものを使うのが望ましい。
・コントロール液を用いた保守点検ができる機種が望ましい。
・測定できる血糖値の上・下限値の幅の大きいものがよい。

3 測定器の保守管理

a．適正な環境温度の確保

環境温度が適正範囲を超えると、測定値に誤差を生じることがある。機種によっては環境温度が適正範囲を超えていても、測定を開始して値が表示されてしまうものがある。正確な測定値を得るために、以下の点に注意する。

①血糖測定器および試薬は、消防署内の一定の環境温度の保持できる場所で保管し、車内に置きっ放しにしない。

②屋外で使用する場合は、測定器と試薬を同じ条件下で保管したものを使用する。

③低温環境下で測定不可の温度マークが表示された場合、表示が消えてもすぐ使用しない。

b．測定器の安全確認・管理

測定器の点検に関して、取り扱い説明書では測定器を落とした場合や、明らかに誤った測定値が出た場合に勧めていることが多い。しかし、救急隊が携帯・使用する状況は、一般的な糖尿病患者の使用状況と比べて、寒暖や湿度の差、振動などが激しい。そのため、測定器は定期的に点検し、正常に作動するか確認することが望ましい。なお、点検の方法は機種によって異なるため、取り扱い説明書を参照する。

①日常点検として、試薬の期限切れがないか、必要物品の確認、測定器の動作確認をしておくことが望ましい。コントロール液を用いて、精度をチェックすることも機種によっては可能である。

②血液が付着した場合は、水で濡らして固く絞った布で血糖測定器を清拭する。

③半年から1年ごとに、販売会社にメンテナンスを依頼する。

4 その他

a．測定部位による誤差

救急隊が行う血糖測定は、正確さを第一に考えて、フルディスポーザブルタイプの穿刺具で指先を穿刺して測定することが望ましい。低血糖や高血糖の可能性がある場合や、インスリン注射の直後や食後など、血糖値の変動が激しいときにおいては、前腕で測定すると正確な値が得られないことがある。前腕の皮静脈の血流速度は指先に比べて遅く、血糖値の変動から20～30分遅れて値が上下することがあるためである。

b．救急搬送時に持参する物品

糖尿病傷病者は、災害時や医療機関を受診する際、以下のものを携帯するよう指導されている。救急搬送時にも持参してもらうと、医療機関での診療がスムーズになる。

①糖尿病連携手帳
②自己管理ノート
③お薬手帳
④糖尿病カード

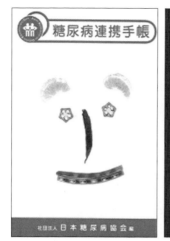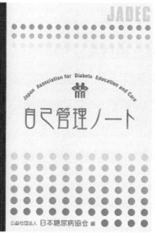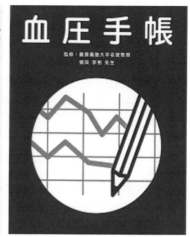

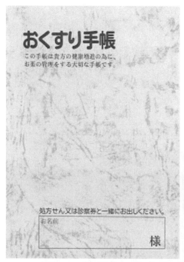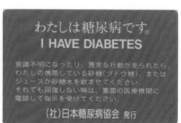

図32. 糖尿病の傷病者が医療機関へ持参する物品

⑤内服薬、注射薬

⑥自己血糖測定器（SMBG）：測定値が記憶されているので、最近の変動を参照できる。

5 血糖自己測定の落とし穴

　自己血糖測定を行う際、実際に起こりがちな問題点を、実例をもとにしたモデルケースを用いて示す。

その1 試薬の使用期限が過ぎたものを使用していた場合

　血糖測定ノートの数字上では低血糖が頻発しているが、HbA1cは8％台でSMBGとの相関性がない。低血糖症状はないが、血糖値が低い場合は低血糖の対応をしていた。測定器具を確認したところ、試薬の使用期限が過ぎたものを使用していた（図33）。また、使用期限内でも、保存状態が悪いところ（温度や湿度が高い）で保管した試薬を使用した場合も、測定値の誤差が大きくなることがある。

	朝前	昼前	夕前
19	58	62	54
20	110		
21		90　55	108
22	72		75
23	66	57	76
24	50	62	82
25	67	77	75
26	53	48	96

**図33. 使用期限が過ぎた試薬を使用していた
患者（HbA1c 8％台）のSMBGノート**

その2　インスリン痕がある部位にインスリンを注射していたことによる低血糖

　患者は最近よく低血糖を起こし、意識障害で救急搬送されていた。HBA1cは6.6〜7％、夕食前の血糖値（赤枠内）が低い。インスリンは朝・昼は左上肢、夕は腹部に打つ習慣があった。左上肢にインスリンボールあり[注14]。左上肢に打った朝・昼のインスリンの吸収が遅れ、夕食前のインスリンも加わって低血糖が頻発していると考えられた（図34）。左上肢には注射しないことを指導した後に、夕食前の低血糖は改善した。

> 注14）：インスリンボール　インスリンを同じ部位に皮下注射することで、アミロイドが沈着して生じた硬結。内部は皮下組織の毛細血管の血流が低下しているため、インスリンの吸収が障害され、血糖コントロール不良の原因となる。

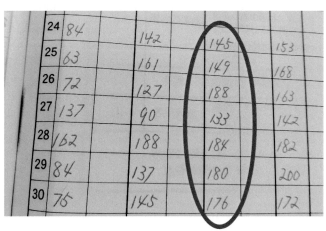

**図34. 注射痕のある部位にインスリンを注射していた
患者のSMBGノート**

その3　環境温度によって、血糖値が低く出ていた例

HbA1c 10%台。SMBGノートでは血糖値100台のことが多く、HbA1cと相関しなかった。血糖測定器を確認したところ、環境温度エラーが何度も表示されていた。環境温度の注意を行ったところ、HbA1cと相関する血糖値になった(**図35**)。

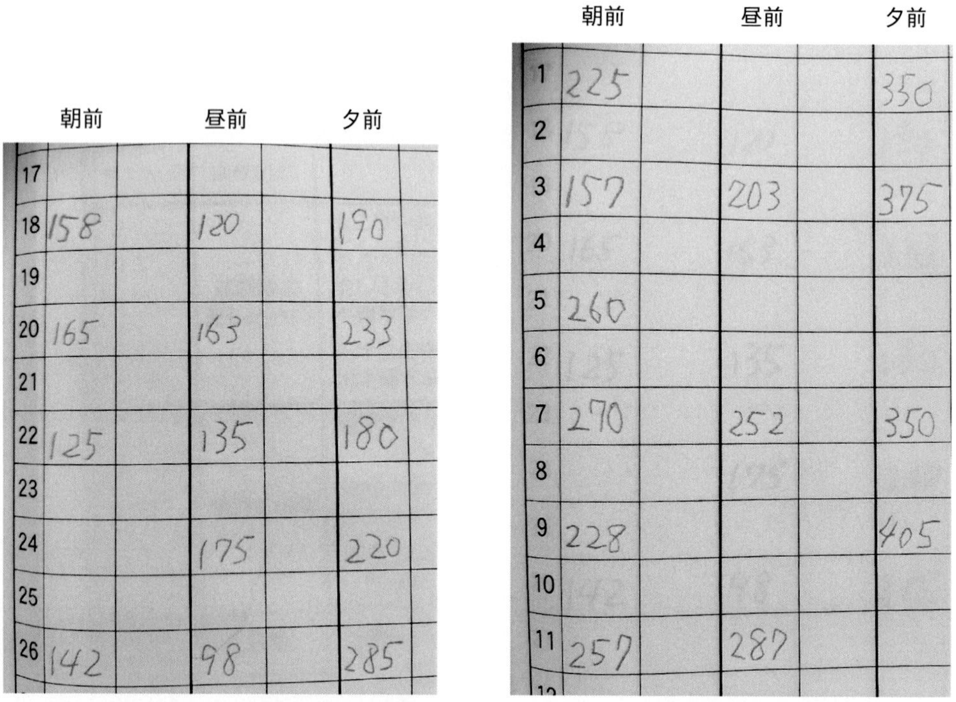

a：環境温度が不適切な状態で測定　　b：環境温度を指導後

図35.　環境温度による血糖値の変動

（坂本協子、橋本佳久、山崎里紗）

■　参考文献

1）小野百合：Q＆AでわかるSMBGのすべて；カーボカウントから無自覚性低血糖まで．診断と治療社，東京，2007.
2）富永真琴(編)；患者指導のためのSMBGのすべて．改訂第2版，日本医学出版，東京，2005.
3）渥美義仁，小出恵子：活かそうSMBG!；24の対話からエンパワーメント指導法を掴む．中山書店，東京，2011.
4）松岡健平(監)：医療従事者に知って欲しいSMBG自己血糖測定手技のポイント．メディカルレビュー社，東京，2017.
5）次世代の血糖モニタリング．糖尿病の最新治療9(2)．フジメディカル出版，大阪，2018.
6）特集 血糖管理の新展開；CGM・ポンプ・データマネジメントシステム指導から人工膵臓まで．週刊医学のあゆみ268(7)．医歯薬出版，東京，2019.
7）西村理明：糖尿病治療におけるデバイスの進歩．日内会誌 107(3)：586-592，2018.
8）糖尿病薬・インスリン治療；知りたい基本と使い分け．レジデントノート増刊19(11)．羊土社，東京，2017.

別表 1. 簡易血糖測定器一覧表

商品名	メディセーフフィット	メディセーフフィット スマイル	ニプロフリースタイル フリーダム ライト	ニプロケアファストR	ニプロケアファスト Link	アキュチェック ガイド	アキュチェック アビバナノ
測定時間(秒)	9	9	約4	5	5	4	5
測定範囲(mg/dl)	20〜600	20〜600	20〜500	20〜600	20〜600	10〜600	10〜600
必要検体量(μl)	0.8	0.8	0.3	0.4	0.4	0.6	0.6
記憶容量(回)	500	500	400	500	500	720	500
電池	ボタン電池	単4アルカリ電池2本	CR2032 リチウム電池1個	リチウムポリマー電池(充電可)	リチウムポリマー電池(充電可)	ボタン電池	ボタン電池
使用寿命(回)	1,000	約500回または半年間使用	約1,000	満充電時300回測定可	満充電時300回測定可	2,000(Bluetoothがoffの時) 750(Bluetoothがonの時)	1,000
販売会社	テルモ(株)	テルモ(株)	ニプロ(株)	ニプロ(株)	ニプロ(株)	ロシュDCジャパン(株)	ロシュDCジャパン(株)
校正	不要	不要	不要	不要	不要	不要	不要
手のひら採血	○	○	○	○	○	○	○
環境温度(℃)	5〜40	5〜40	4〜40	5〜50	5〜45	4〜45	8〜44
温度エラー表示	温度エラー表示	温度エラー表示	温度計マーク	エラー3(日本語アナウンス表示)	エラー3(日本語アナウンス表示)	温度エラーメッセージ(日本語)	E-8
実物							
測定原理	GOD比色法	GOD比色法	FAD-GDH酵素電極法	FAD-GDH酵素電極法	FAD-GDH酵素電極法	FAD-GDH電極法	Mut. Q-GDH電極法
備考	・NFC通信機能付き ・ISO15197:2013適合	・音声ガイドあり ・NFC通信機能能付き ・ISO15197:2013適合	FS血糖センサーライト使用	音声案内あり CFセンサー使用	音声案内あり CFセンサー使用 フルトゥ─ス®無線通信を搭載	ISO15197:2013に適合した高い精度、逆さにしても落ちにくい試験紙容器、広い点着エリア	ISO15197:2013に適合した高い精度、扱いやすい大きさの試験紙
影響因子 ヘマトクリット許容範囲(%)	20〜60	20〜60	15〜65	15〜65	15〜65	10〜65	10〜65
影響因子 マルトース含有液	なし	なし	なし	なし	なし	なし	なし
影響因子 酸素分圧	なし	なし	なし	なし	なし	なし	なし
価格 測定器(円)	10,500	12,000	8,500	10,000	13,000	9,000	8,500
価格 試薬(円) ※1枚当たり	120	120	136	120	120	110	110

別表 1. 続き

商品名	フリースタイル フリーダムライト	フリースタイル プレシジョンネオ	フリースタイル リブレ	グルコカード G ブラック	グルコカード プラスケア	グルテスト Neo アルファ	グルテスト アイ
測定時間(秒)	4	5(血糖)、10(血中ケトン)	5(血糖)、10(血中ケトン)	5.5	5.5	5.5	5.5
測定範囲(mg/dl)	20~500	20~500(血糖) 0.3~8.0mmol/L(血中ケトン)	20~500(血糖) 0.3~8.0mmol/L(血中ケトン)	10~600	10~600	10~600	10~600
必要検体量(μl)	0.3	0.6(血糖)、1.5(血中ケトン)	0.6(血糖)、1.5(血中ケトン)	0.6	0.6	0.6	0.6
記憶容量(回)	400	1,000	約 90 日間分	450	800	450	800
電池	CR2032 リチウム電池(3V)×1	CR2032 ボタン電池(3V)×2	充電式リチウムイオンバッテリー	単 4 アルカリ電池 2 本	単 4 アルカリ電池 2 本	単 4 アルカリ電池 2 本	単 4 アルカリ電池 2 本
使用寿命(回)	1,000	3,000	通常使用で 7 日毎に充電	1,000	1,000	1,000 (使用状況により異なる)	1,000 回 (使用状況により異なる)
販売会社	アボットジャパン合同会社	アボットジャパン合同会社	アボットジャパン合同会社	アークレイマーケティング(株)	アークレイマーケティング(株)	(株)三和化学研究所	(株)三和化学研究所
校正	不要	不要	不要	自動補正	自動補正	自動補正	自動補正
手のひら採血	○	○	○	○	○	○	○
環境温度(℃)	4~40	15~40	15~40	10~40	10~40	10~40	10~40
温度エラー表示	温度計マーク	E-1	E-1	E-2：測定可能範囲外 温度計マーク：0~10℃	E-2：測定可能範囲外 温度計マーク：0~10℃	E-2：測定可能範囲外 温度計マーク：0~10℃	E-2：測定可能範囲外 温度計マーク：0~10℃
実物							
測定原理	GDH-FAD 酵素電極法	GDH-NAD 酵素電極法	GDH-NAD 酵素電極法	FAD-GDH 電極法	FAD-GDH 電極法	FAD-GDH 酵素電極法	FAD-GDH 酵素電極法
備考	60 秒以内の追加点着可能	・血中 β ケトン体の測定可能 ・インスリン投与ログ機能 ・血糖インジケーター機能	フラッシュグルコースモニタリング機能(1 枚のセンサーで最大 14 日間の自動的かつ継続的な間質液グルコース濃度の測定が可能)	SMGB Viewer、スマート e-SMBG (Bluetooth 対応)	SMGB Viewer、スマート e-SMBG (NFC 対応)	日本語表示、カラー液晶、オプションで音声機能 Bluetooth 搭載	日本語表示、カラー液晶、音声機能搭載、NFC 搭載
影響因子 ヘマトクリット許容範囲(%)	15~65	30~60	30~60	20~70	20~70	20~70	20~70
影響因子 マルトース含有液	影響なし	影響なし	影響なし	なし	なし	なし	なし
影響因子 酸素分圧	影響なし	影響なし	影響なし	なし	なし	なし	なし
価格 測定器(円)	8,500	13,500	7,089	9,000	9,000	9,000	9,000
価格 試薬(円)※1 枚当たり	136	148	148	140	140	140	140

別表 1. 続き

商品名	ワンタッチ ベリオIQ	ワンタッチ ベリオビュー	スタットストリップ エキスプレス グルコース・ケトン
測定時間(秒)	約5	約5	グ:約6、ケ:10
測定範囲(mg/dl)	20~600	20~600	グ:10~900、ケ:0.1~8.0 (mmol/L)
必要検体量(μl)	0.4	0.4	グ:1.2、ケ:0.8
記憶容量(回)	750(日時)	600(日時)	400(日時)
電池	充電式電池	単4アルカリ電池2本	単4アルカリ電池2本
使用寿命(回)	272回(1日2回測定で約4ヵ月)	約1,000	約600
販売会社	LifeScan Japan(株)	LifeScan Japan(株)	LifeScan Japan(株)
校正	不要	不要	不要
手のひら採血	添付文書参照	添付文書参照	添付文書参照
環境温度(℃)	6~44	6~44	5~40
温度エラー表示	エラー表示	エラー表示	エラー表示
実物			
測定原理	FAD-GDH 酵素電極法	FAD-GDH 酵素電極法	GOD 電極法
備考	・カラー画面&日本語表示 ・静脈血測定可能 ・2言語対応	・カラー画面&日本語表示 ・静脈血測定可能 ・色でお知らせ機能(3色) ・2言語対応	・新生児血を含む全血(動脈血・静脈血・毛細血管血)で使用可能 ・一台の測定器でグルコースとケトンの測定が可能
影響因子 ヘマトクリット許容範囲(%)	20~60	20~60	30~55
影響因子 マルトース含有液	マルトースは血漿濃度363 mg/dl まで影響を及ぼさない	マルトースは血漿濃度363 mg/dl まで影響を及ぼさない	なし
影響因子 酸素分圧	なし	なし	なし
価格 測定器(円)	8,500	8,500	19,000
価格 試薬(円)※1枚当たり	140	140	グ:105 ケ:300

グルコース:グ、ケトン(3-ヒドロキシ酪酸):ケ

別表2. 穿刺器具一覧表（穿刺器＋針）

製品名	ナチュラレット EZ デバイス	エースレット II	ジェントレット	ジェントレット II	ワンタッチペン
国内販売元	アークレイマーケティング（株）	（株）三和化学研究所	（株）三和化学研究所	（株）三和化学研究所	LifeScan Japan（株）
外観					
穿刺段階	6	7	6	6	6
穿刺器価格（円）	2,000	2,300	2,500	2,500	オープン
穿刺針	ナチュラレット EZ	SKK ブラッドランセット	ジェントレット針	ジェントレット針	ワンタッチペンランセット
ゲージ数（G）	30	28・30・33	30	30	30
針単価（円）	20	20	23	23	オープン
主な採血部位	指先	指先・耳たぶ	指先・耳たぶ	指先・耳たぶ	指先・手のひら
備考		再穿刺可能	再穿刺可能	再穿刺不可	

製品名	ワンタッチアクロ	メディセーフファインタッチ II	メディセーフファインタッチプロ	アキュチェックセミディスポ
国内販売元	LifeScan Japan（株）	テルモ	テルモ	ロシュDCジャパン（株）
外観				
穿刺段階	6	5	5	5
穿刺器価格（円）	オープン	2,100	2,400	3,000
穿刺針	ワンタッチアクロランセット	メディセーフ針（ファインタッチ・ファインタッチII専用）	メディセーフ針（ファインタッチ プロ専用）	アキュチェックセミディスポランセット
ゲージ数（G）	33	30	30	30
針単価（円）	オープン	16	20	20
主な採血部位	指先	指	指	指先、耳たぶ
備考			一度使用した針が二度と使用できない安全機能。使用後の針にはリキャップできない構造のため、使用前と使用後の針がひと目でわかる。	針の周辺部分がディスポーザブルタイプ、再穿刺不可、シンプル操作、痛み低減の構造

別表 3. 穿刺具一覧表（フルディスポーザブルタイプ）

製品名	ポケットランセット	アイビットミニ	アイビット	ナチュラレットプチ	メディセーフファイン タッチディスポ	ニプロLSランセット	セーフティプロウノ	セーフティプロプラス
国内販売元	アボットジャパン合同会社	(株)三和化学研究所	(株)三和化学研究所	旭ポリスライダー	テルモ(株)	ニプロ(株)	ロシュ・DC ジャパン(株)	ロシュ・DC ジャパン(株)
外観								
穿刺深度(mm)	オレンジ：0.5 ブルー：0.8 イエロー：1.2	0.8	1.25	1	ピンク：0.8 ブルー：1.5	0.7(30Gのみ) 1.0、1.5 (25・28・30G)	1.5	小：1.3 中：1.8 大：2.3
ゲージ数(G)	オレンジ：30 ブルー：30 イエロー：30	30	30	30	30	ブルー：25 パープル：28 ピンク：30	28	23
針単価	25	22	22	25	オープン	20	30	48
主な採血部位	指先以外からも採血することができるが、血糖値が急激に変動する可能性がある時は指先からの採血を推奨	指先・耳たぶ	指先・耳たぶ	指先	指先	指先・前腕・耳たぶ	指先、耳たぶ、新生児、乳児は踵	指先・耳たぶ、新生児・乳児は踵
備考					・穿刺器具と針を一体化した使い切りタイプ ・針が露出しない構造で、針刺しリスクを低減		T字の持ちやすいデザイン。	針の深さが3段階に変えられる

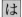

欧文索引

病院前血糖測定 PMBG 実践テキスト（改訂第 2 版）

ISBN978-4-907095-57-4 C3047

平成 26 年 10 月 8 日　　第 1 版第 1 刷
平成 28 年 4 月 8 日　　第 1 版第 2 刷
令和 2 年 2 月 1 日　　第 2 版第 1 刷

編　　集 ──── 南　　　和
　　　　　　　　小　澤　直　子
発 行 者 ──── 山　本　美　惠　子
印 刷 所 ──── 三報社印刷 株式会社
発 行 所 ──── 株式会社 ぱーそん書房
　　　　　　　☎ 101-0062 東京都千代田区神田駿河台 2-4-4 (5 F)
　　　　　　　電話 (03) 5283-7009 (代表) /Fax (03) 5283-7010

Printed in Japan　　　　　　　　　Ⓒ MINAMI Kazu, OZAWA Naoko, 2014